放射線と冷静に向き合いたいみなさんへ

世界的権威の特別講義

ロバート・ピーター・ゲイル
＆エリック・ラックス
朝長万左男 監修 日本赤十字社長崎原爆病院院長
松井信彦 訳

Radiation
What It Is, What You Need to Know
Robert Peter Gale & Eric Lax

早川書房

チェルノブイリ、セシウム137の拡散

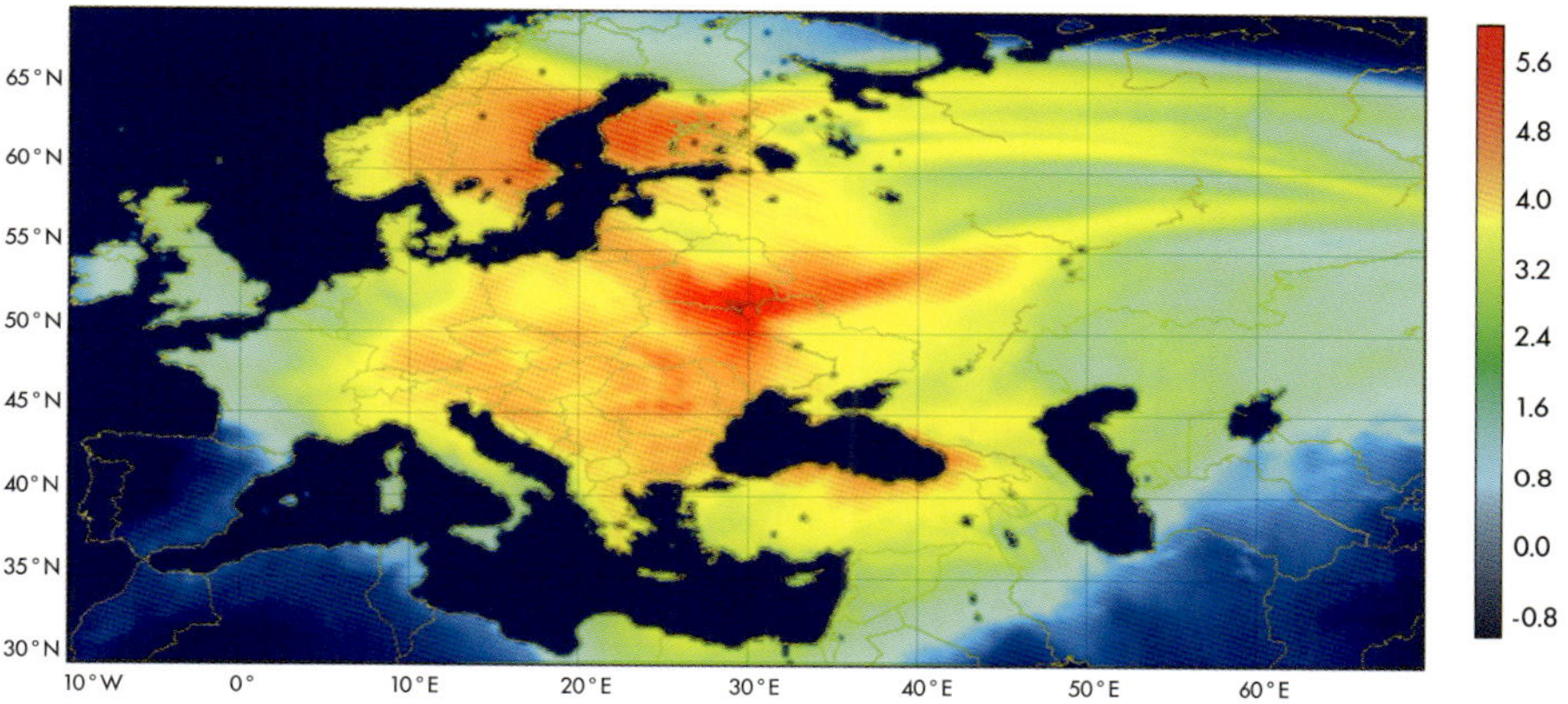

福島第一、セシウム137の拡散

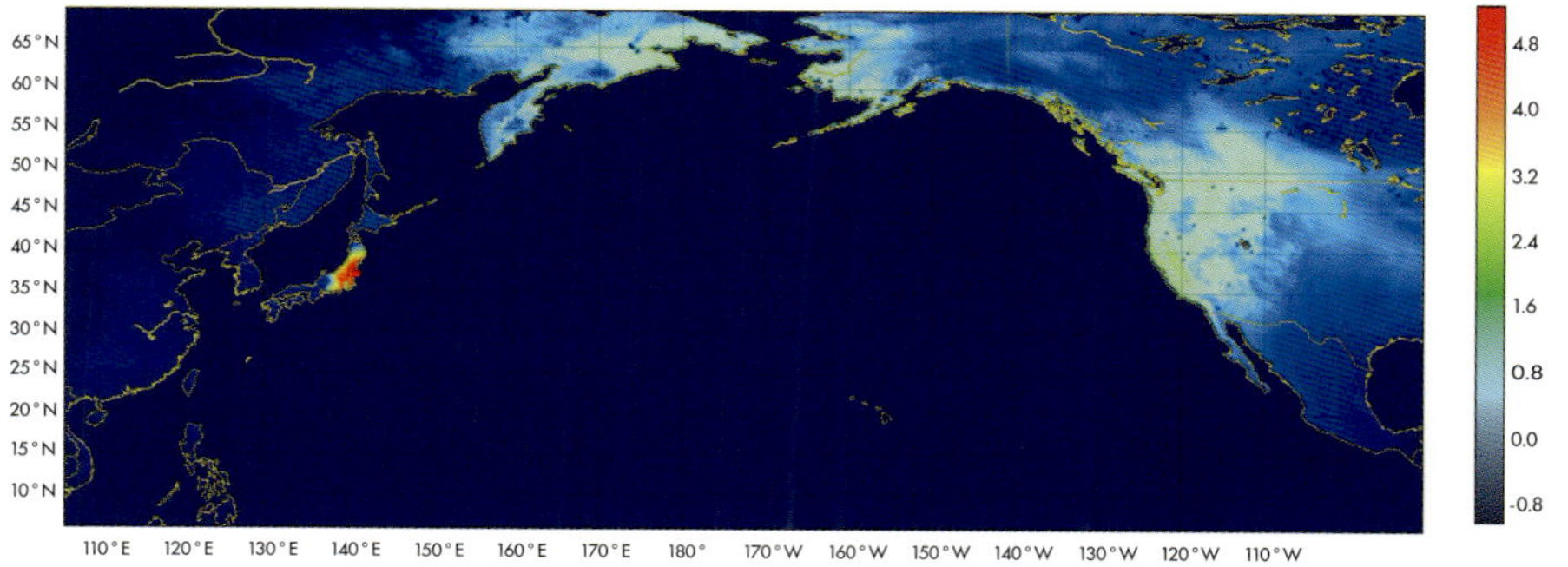

セシウム137は、チェルノブイリや福島での核関連事故後に風に乗って運ばれた。赤、オレンジ、黄色の部分に注目すると、チェルノブイリでの事故のほうが福島での事故より、放射性物質の放出量が多く拡散も広かったことがわかる（上図は数値モデルによる計算結果で、放射性核種のモデリングでは定量誤差がふつう大きい。それでも、これらの図からは２件の事故の差異がわかる）。

生涯のがんリスク 1

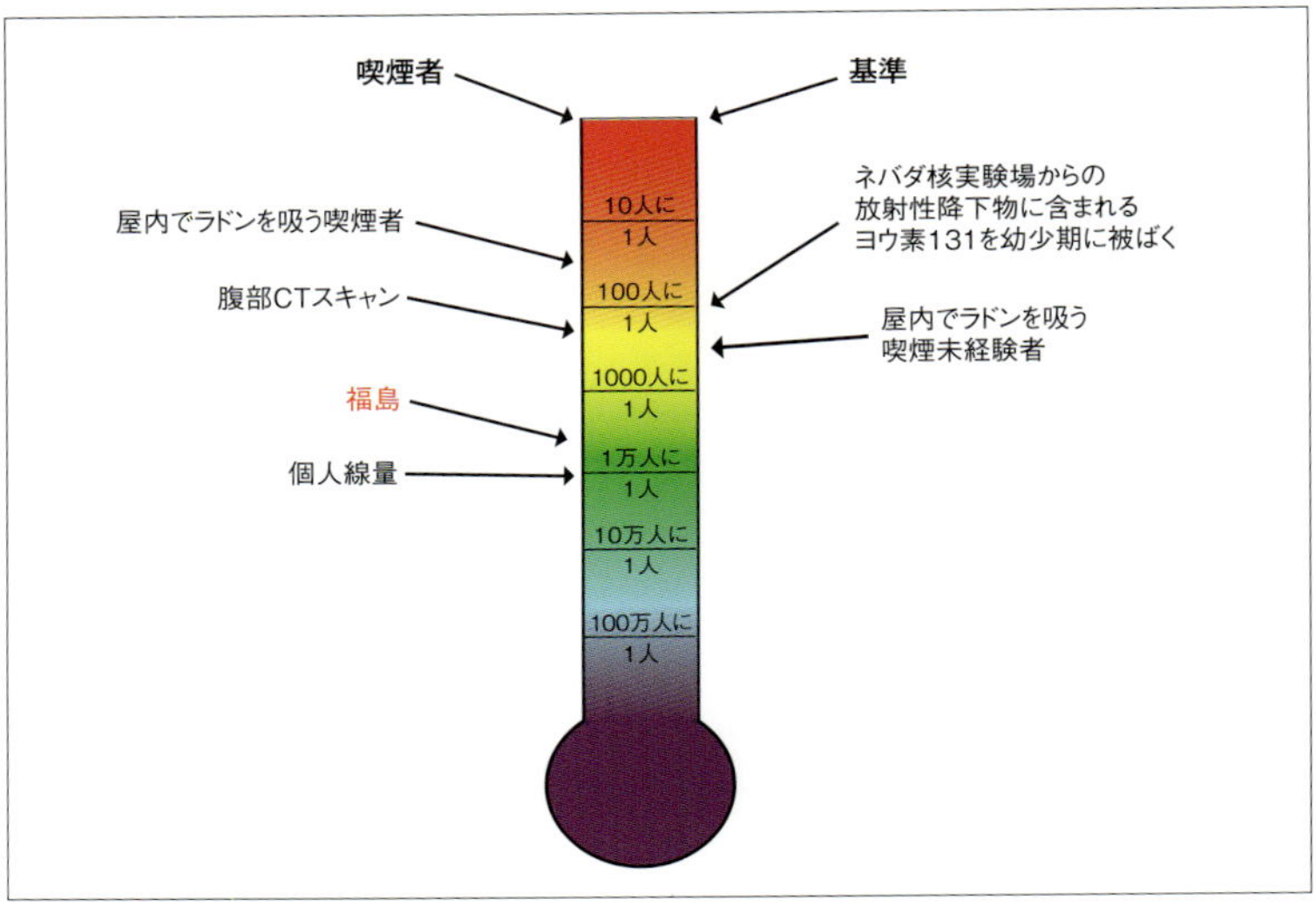

生涯のがんリスク 2

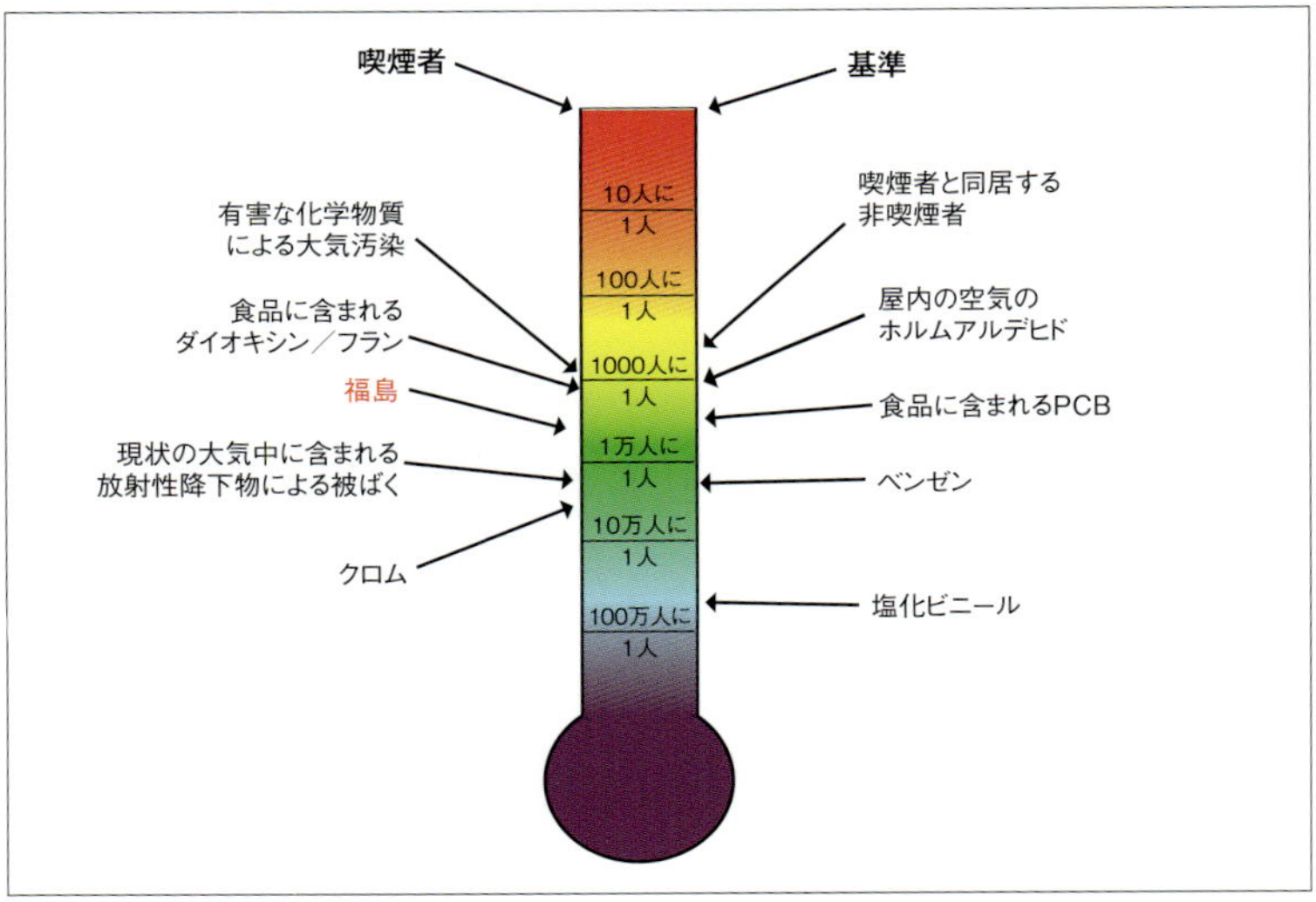

福島第一から放出された放射性物質とほかの健康上有害なものについて見積もられたがんリスクの２通りの比較（監修者注　上記２図の「基準」は、一般的に男性で２人に１人〔約45％〕、女性で３人に１人〔約38％〕が生涯でがんにかかることを意味している）。

電磁波のスペクトル

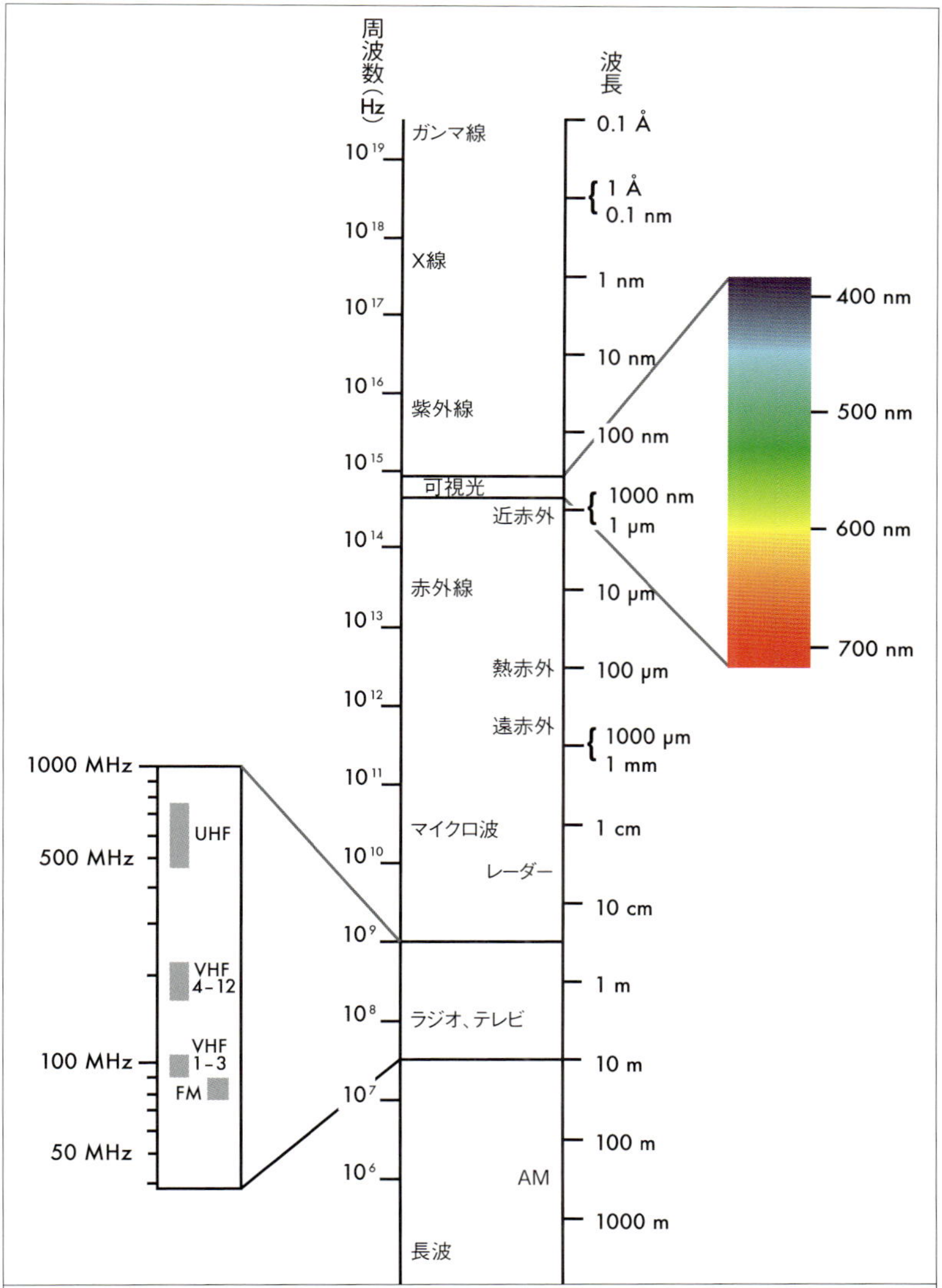

Å＝オングストローム（100億分の1メートル）
nm＝ナノメートル（10億分の1メートル）
μm＝マイクロメートル（100万分の1メートル）
mm＝ミリメートル（1000分の1メートル）
cm＝センチメートル（100分の1メートル）
m＝メートル

可視光は私たちに影響を与えるエネルギーのごくわずかな範囲でしかない。私たちの目に見えない電磁波は、図で上のほうへ行くほど波長が短く、人体への危険性が増す。

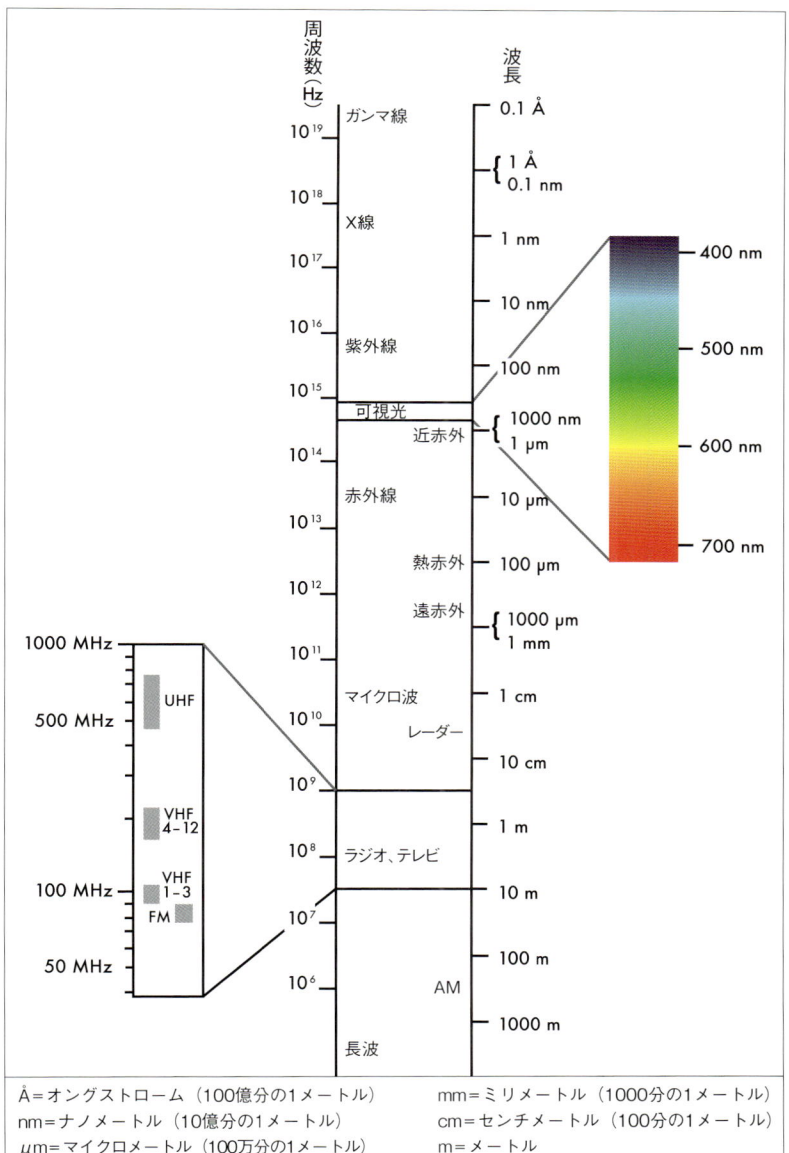

アメリカにおける放射線被ばくの線源

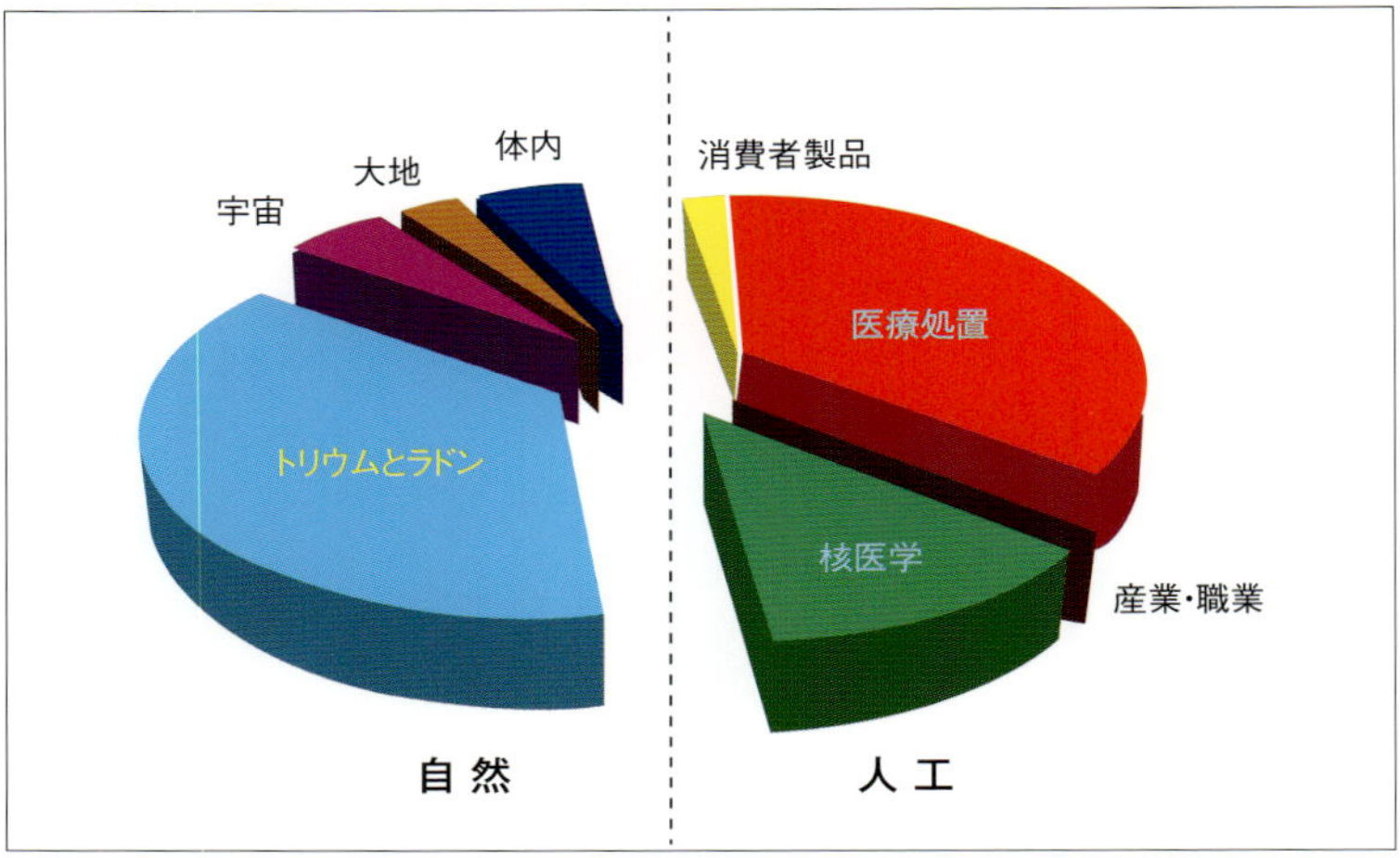

アメリカに暮らす人が浴びる放射線の線源は人工のものと自然のものにほぼ二分される。世界のその他ほとんどの地域の人の場合は、医療処置や核医学による被ばく量がもっと少ない。

地上１メートルにおける大地からのガンマ線の被ばく量

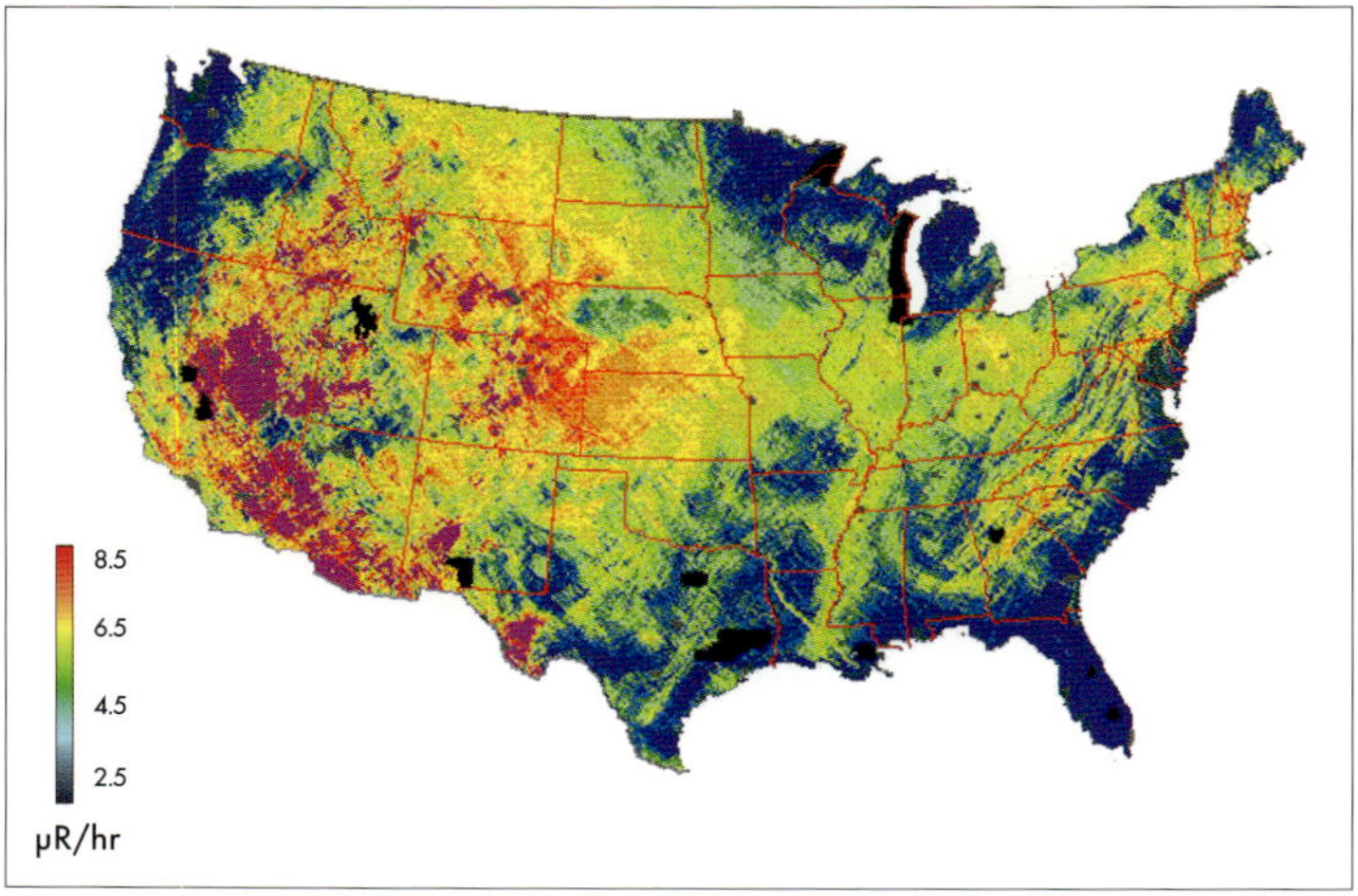

私たちが浴びる大地放射線の年間の量は住んでいる場所によって違う。

放射線と冷静に向き合いたいみなさんへ

——世界的権威の特別講義

RADIATION

What It Is, What You Need to Know

by

Robert Peter Gale, M.D., Ph.D., and Eric Lax

Japanese edition supervised by

Masao Tomonaga

Translated by

Nobuhiko Matsui

First published 2013 in Japan by

Hayakawa Publishing, Inc.

This book is published in Japan by

arrangement with

Alfred A. Knopf

an imprint of The Knopf Doubleday Group

a division of Random House, Inc.

through The English Agency (Japan) Ltd.

世界中で起こった核や放射線の絡む事故への対応で三〇年以上にわたって協力しあってきた、アメリカ、ロシア、ウクライナ、ベラルーシ、ブラジル、日本、中国をはじめとする世界各地の尊敬に値する同僚たちに。彼らは多くのことを教えてくれた。そして、幸いにも私たちがお力になれた方々もなれなかった方々も含めて、そうした悲劇的な事故と闘った、あるいは事故の犠牲となった多くの英雄たちに、深い尊敬と称賛の意を込めて。

ロバート・ピーター・ゲイル

文章と友情をさらに深めてくれた
ジョナサン・シーガルに

エリック・ラックス

目次

フクシマに寄せて――日本語版序文――　10
読者のみなさまへ　13
はじめに　16
第１章　リスクの評価　36
第２章　放射線の発見から今日まで　52
第３章　放射線の現実　78
第４章　放射線とがん　121
第５章　遺伝性疾患、出生時障害、照射食品　145

第６章　放射線と医療　163
第７章　爆　弾　184
第８章　原子力発電と放射性廃棄物　204
第９章　まとめ　229
Q&A　238
謝　辞　259
〔解　説〕
両極端の科学的知見のはざまに真実を追求する理性の書　朝長万左男　266
原　注　283
主要参考文献　286

フクシマに寄せて——日本語版序文——

二〇一一年に東北地方を襲った大地震とそれに伴う津波は途轍もない被害をもたらした。二万人近くが亡くなり、一五万人以上が避難を余儀なくされ、数十万という家屋や工場や公共施設が損壊し、五〇〇〇万人以上が電力不足の影響を受けた。食べ物や水の検疫が行なわれ、道路や鉄道は不通になり、空港は閉鎖された。工場は操業が止まったり生産量が大幅に下がったりした。あれから二年、死者は悼まれている。埋もれたきり、波にさらわれたきりの方もいる。皆とはいかないが、帰宅した方々がいる。交通機関は復旧し、工場は操業を再開あるいは生産を増強さえしている。だが、地震の最中とその後数カ月のあいだの日本に居合わせた誰もが、折に触れてあの異例の状況を思い起こすことだろう——放射能雲が東京に降下してくるおそれ、そしてヨウ素131やセシウム137で汚染された食品や水の報告。照明や空調は切られ、エレベーターは止まり、店は日暮れとともに閉店し、六本木から光が失われ、新宿駅は閑散とした。避難住宅がもう一〇〇万戸必要になることが新たな現実味を帯びた。

こうした気がめいるような出来事のどれより私がよく思い出すのが、日本人の気概と立ち直る力と決意だ。誰もが自分にできることをした。医療チームや救助チームが福島県を頻繁に訪れた。避難民に自宅を開放したり、学校や体育館などの一時的な避難所へ食糧を詰めた箱を送ったりした人がいた。国中至るところで、人びとはエアコンを弱めに設定する、電気ポットの電源を切るなどして節電に努めた。これには感心させられ、深い感動をおぼえた。私はこれまで原発事故、地震、テロ攻撃、ハリケーンなど、自然か人為的かを問わず数多くの災害に立ち会ってきた。どこの国でもこうした出来事を乗り越えるべく人びとは一致団結するが、今回の災害の規模は飛び抜けており、戦時は別かもしれないが、このような連帯感が生まれる国はほかにそうないだろう。

福島第一は終わっていない。終結にはほど遠い。まずは原子炉の除染と廃炉だ。何かうまい手があるわけではなく、最善のシナリオでも二万五〇〇〇〜一〇万人の専門家、技師、作業員を要する。それに、必要となるであろうテクノロジーの一部はまだ発明されていない。また、多数の帰宅することのない人、帰宅がかなわない人の将来を考えなければならない。そして、日本にある原発のほとんどを停止させたことで発電量が減少し、人びとの暮らしの質や日本の景気回復に影響を及ぼしている。

昨今、核が絡むいくつかたいへん重要な問題が日本の国民とその政府に突き付けられている。たとえば、停止している原発を再稼働させるかどうか、これから数十年で原子力への依存度を段階的に減らしていくかどうか、核兵器の開発能力を保有するかどうか。どれも複雑な判断を迫られる。そして、どれについても日本の国民が偉大な民主主義の特徴たる開かれた自由な投票で決めるべきである。だが、こうした複雑で絡み合った問題にかんして賢明な投票をするには、核関連の課題、放射能、代替エネルギー源、軍事戦略についてある程度の知識が必要だ。私たち著者は本書が日本のみなさまに読まれ、情報にもとづく理知的な選択を行なう一助となるよう願っている。民主主義は啓蒙された選挙民から始まる。本書がその啓蒙に向けた第一歩になると私たち著者は信じている。

ロバート・ピーター・ゲイル

読者のみなさまへ

およそあらゆるものが放射線*を放っている。この私たちもだ。ものによって放射能の強さが違うだけなのである。放射線にはいくつか形態があるが、うまい具合に二種類に分類できる。「電離」放射線は、がんを引き起こすといった悪影響もあるが、有益な効果も及ぼしうる。「非電離」放射線は、一部の紫外線を除いて一般に害はほとんどなく、恩恵のほうが大きい。「自然」放射線と「人工」放射線というくくりもあって、アメリカ人はどちらもほとんど同じくらい浴びている。アメリカ人の浴びる自然放射線の量はヨーロッパ人と比べてあまり変わらないが、ヨーロッパ人の浴びる人工放射線の量はずいぶん少なく、それは電離放射線を使う医療をアメリカ人ほど多用しないからである。南米、アフリカ、アジアなど、世界のほかの地域に暮らす人びとが浴びる人工放射線の量はさらに少なく、その理由も同じだ(日本は例外で、医療放射線がよく使

* 監修者注　米国では非電離放射線と電離放射線を含めて放射線と理解する人が多い。日本では放射線といえば後者を意味することが一般的である。

われている)。放射線は、あなたの命を奪うことも、あなたの病気を治すこともできる。

放射線の絡む事故、たとえば一九八六年に旧ソ連のチェルノブイリ原子力発電所で起きた惨事や、二〇一一年に日本の福島第一原子力発電所で起きた事故のようなことが起こると、世界中の誰もが、放出された放射線や放射性物質による自分へのリスクは? 家族へのリスクは? という一見シンプルな疑問を抱く。どのような危険物質が風に乗って運ばれてくるかもしれないのか、それは子どもに与えている食べ物に、私たちが飲んでいる水に、海の生き物に、地球環境に、どのような影響を及ぼすのかと不安になって当たり前だ。報道では相反する説明を見かけたり、引き合いに出される〝専門家〟の見解が大きく違うことが多かったりして、不安はますます膨らむ。

原子力発電所での事故に関連することばかりではなく、ほかにもたくさんある放射線源のことも気にかかる。歯や乳房や骨折した手足のレントゲン撮影、胸部や腹部のCT(コンピューター断層撮影)スキャン、日焼けマシン、携帯電話の発する電磁波などだ。それに、核関連事故で放出された放射線や放射性物質がどれほどになるとがんリスクが高まるのか、放射線は妊婦や胎児にどのような害を及ぼしうるのか、核実験で大気中に放出された放射線や放射性物質で環境がどういった影響を受けるのかも知りたい。

放射線によって起こりうる健康被害について、あちこちの情報源がえてして相反する情報を掲げていれば、誰でも混乱し、放射線による害のリスクを下げるために何ができるのかがわからなくなる。そもそも、自分が放射線でがんになるリスクはほかの日常的ながんリスクと比べてどうなのか? そうした至極まっとうな疑問に対しては、率直で、正確な情報にもとづく、信頼できる答えが提示されてしかるべきであり、私たち著者はそれを目指して本書を書いた。

放射線は至るところを飛び交っており、さまざまな形で絶えず暮らしに何かしらの影響を与えているので、本書を最後まで読んでも、放射線が絡むすべての疑問に決定的な答えが見つかるというわけにはいかない。それは端的に言ってかなわない。しかし、放射線の健康への影響やリスクについて、情報にもとづき理にかなった判断を下すのに足る知識と理解が得られるだろう。放射線は多くの危険と結びつけられているが、あなたが想像しているほど恐ろしいものではないかもしれない。現に、放射線は日々命を救っている。煙探知器の多くでアメリシウム241が使われているし、非常口を示す標識のなかには三重水素《トリチウム》による蛍光物質への刺激で灯るものがある。航空機や橋や高層ビルに構造上の問題がないかどうかのチェックにガンマ線が使われているほか、がんの診断や治療にコバルト60などの放射線源が用いられている。本書のテーマはある意味恐ろしい話かもしれないが、放射線にかんする不安は、ほとんどとはいかなくてもある程度は、情報と啓蒙で解消できる。

はじめに

「セシウム爆弾」

一九八五年、ブラジルのゴイアニアでのこと、コバルト60やセシウム137を使う放射線治療装置でがん患者を治療していた二人の放射線科医が、新しい建物へ移った。二人は装置をすべて持っていくつもりだったが、それまでいた建物の所有者がセシウム137装置の所有権を主張して手放さず、争いは裁判に持ち込まれた。それから一年、テナントとして迎え入れられた新たな医者はいなかった。建物は空き家のましだいに荒れていき、ついには一部が取り壊された。二年後、出ていった放射線科医の一人がセシウム137の装置を持ち出そうと戻ってきたが、この争いがきっかけで配されていた警官に阻止された。その医師は以前、いわく「セシウム爆弾」が絡んで起こりうる事態に誰かが責任をもたなければならないと所有者に警告するとともに、州の保健当局の責任者に手紙を書いて放射線被害の可能性を指摘していた。ところが、その責任者が警察に連絡して配されていた警官によって、当の医師が装置の持ち出しを阻まれたのだった。裁判所は建物に二四時間態勢で警備員を配する裁定を下し、誰かが、特に屋内を物色しそうな者が建物に入らないようにした。警備員の存在は効果があった——とりあえず四カ月は。

一九八七年九月一三日、日中担当の警備員が病欠の連絡を入れ、『ビバ！　ラブ・バッグ』を観に家族と映画館へ出かけた。代わりの警備員は送られなかった。建物に高価な装置があるといううわさをかねがね耳にしていた二人の廃品回収業者がこの機を逃さず建物に入り、巨大な金属の筐体《きょうたい》に収められたセシウム１３７装置を目にして、スクラップとして価値がありそうだと見立てた。この手の装置では、セシウム１３７はタングステン鋼のカプセルに収まったうえ鉛で覆われており、無傷なら近づいてもセシウム１３７の放つガンマ線にさらされない（遮蔽されていない線源から一～二メートルのところに立てば、浴びる放射線は一～二時間もしないうちに致死量に達する）。二人は戦利品がどれほど危険なものかも知らず、セシウム１３７の入ったぴかぴかのステンレス製回転部を何時間もかけて取り外した。最も値打ちがありそうに見えたからなのだが、言うまでもなく最も危険な部分だった。外れたとたん、二人はセシウム１３７の発する放射線にさらされはじめたに違いない。装置を作動させたのと同じことになるからだ。

二人は回転部を手押し車に載せると、五〇〇メートルほど離れたところにあった一方の自宅へ運び込み、庭のマンゴーの木の下に置いた。もはや遮蔽されていない回転部からセシウム１３７のガンマ線が漏れ出しており、二人とも四八時間以内に目まい、吐き気、下痢に見舞われはじめた。そこで医者に診てもらったが、食べ物のアレルギーか食あたりだと言われた。具合が悪かったにもかかわらず、一人は中にもっと価値のあるものが入っていると思い込んで、セシウム１３７の入ったカプセルを壊して開ける作業を続けた。そしてついに、セシウムの入ったオレンジ大のカプセルの分厚いガラス窓に穴を開け、中身を少しかき出した。そのときはセシウムを火薬だと思い、何人かの仕事仲間といっしょに火をつけてみたがつかなかった。だが触ったことで彼らは汚染され、影響はまもなく放射線によるやけどとして身体に現れた。

盗み出してから数日後、回収業者の一方が分解された回転部を廃品置き場のオーナーに売り払い、オーナーはそれを自宅の車庫に置いた。このときを境に危険性が一気に増した。その夜、彼は手に入れたばかりの廃品が青く光っているのに気がついた（セシウムを意味する英語cesiumの語源は、「天空の青」という意味のラテン語caesius《カエシウス》である。この件での青は、放射線そのものの色ではなく、セシウムの蛍光発光の色）。光る粉にたちまち夢中になった彼は、それを貴重なもの、さらには超自然現象かもしれないとさえ思い、家に持ち込んで家族に見せた。それから三日、オーナーに呼ばれた友人や縁者などが、この摩訶不思議な物質を見たり少し分けてもらったりして汚染され、その後行く先々でセシウム１３７をまき散らした。ある男性は自分の腹に十字を描いて余るほどセシウムをもらい、残った分を自宅に持ち帰って家族に見せた。男性の六歳の娘は、セシウムを身体に塗って自分の身体が光るところを母親に自慢げに見せ、そのとき手に付いたセシウムをあとで食事中に口にした。オーナーは回転部を別の業者に売り払い、汚染はさらに広がった。

廃品回収業者が回転部を持ち出してから一五日後、オーナーの妻が家族や友人が何人も体調を崩していることに気がついた。妻は転売先の廃品置き場にあった回転部をプラスチックの袋に入れると、市内をバスで移動して市の公衆衛生部へ向かい、放射性物質セシウム１３７の痕跡を残すとともに、道中でおそらく何千人という市民を被ばくさせた。そして公衆衛生部に着くと袋を医師の机の上に置き、この中身のせいで家族の具合が悪いと告げた。彼女は熱帯病にかかっていると診断され、大きな病院へ送られた。その病院にはセシウム１３７と接触のあった何人かがすでに受診していたが、オーナーの妻と同じ診断を下されていた。公衆衛生部の医師は、しばらく気にせず袋を机の上に置きっぱなしにしていたが、そのうち危険なものかもしれないと不安になって中庭へ移し、袋はそこに一日置いたままにされた。

大きな病院の医師が、何人もが皮膚に似たような損傷を負っていることから放射線による被害ではないかと怪しんだ。そこで州の環境局に相談すると、袋の中身を医学物理学者に調べさせるという提案を受けた。運よく医学物理学者がゴイアニアに滞在していたのだ。学者は翌日、地質測定用のガイガーカウンターを政府機関から借りて市の公衆衛生部へ向かった。ところが道中でその値があまりに高かったことから、装置が故障していると考えた。そこで戻って装置を取り換え、今度はオンにしないで向かった。

ガイガーカウンターを取り換えに医学物理学者が戻っていた頃、公衆衛生部の医師は袋の中身がますます心配になって、消防に連絡した。そして消防士が袋を川に投げ捨てようかと考えていたときに、医学物理学者が到着してそれを思いとどまらせ、取り換えてきたガイガーカウンターをオンにした。すると驚いたことに、袋の中身は平常値の何百万倍もの放射線を放っていた。

放射線の絡む事故が起こったというニュースに大きな混乱と不安が広がった。当局は汚染の広がりを食い止めようと、放射線被害者のいる病院に通達を出すとともに、被ばくした可能性のある者を洗い出しにかかり、セシウム137に触れたことがわかっている者から衣服を没収した。この囲い込みはやがてモニタリングに発展した。対象は一一万人を上回り、その多くが評価とトリアージ（訳注　災害などにおいて緊急性や重症度にもとづき治療や搬送の優先順位をつけて負傷者を分類すること）のために同市のサッカースタジアムに呼ばれ、シャワーによる除染を受けてテントに収容された。放射線事故後に大勢の中から最も支援を必要とする人を選別するなにより簡単な方法は、吐き気を催しはじめた人に名乗り出てもらうことだ。吐き気は少なくとも一〇〇〇ミリシーベルトの被ばくを意味している（このあとすぐ説明する）。この量になると二日後には、放射線でやられた造血細胞が死に、貧血や出血や感染症が発症する。

ここで事態は新たな展開を見せた。ブラジル海軍は当時、核兵器開発を進めていると見られていたアルゼンチンに対抗すべく、秘密裏に核開発計画を推進しており、高官たちは放射線事故のニュースによって自分たちの計画が頓挫するのではと心配した。そこで、商用原子力発電所の従業員という、同国で唯一放射線にかんする経験の豊富な人材を集めてゴイアニアに送り込んだ。彼らはそこでガイガーカウンターを使い、サッカースタジアムで何千何万という人の放射能汚染を調べた。合わせて二四九人がセシウム１３７との接触があったと判定された。そのうち一二〇人の皮膚や衣服に放射性物質がわずかに残っていて、ただちに徹底的な洗浄によって除染された。残りの一二九人にはそれ以上の処置が必要だった。このうち七九人に皮膚などへの外部被ばくが見られて治療を要したが、入院には及ばなかった。五〇人の被ばく量が多く、うち二〇人が病院に収容された。一四人が骨髄不全（血球を造る機能が停止しており、放っておくと命にかかわる）を発症しており、このなかの一〇人と別のもう四人の患者が、リオデジャネイロにあるマルシリオ・ジアス海軍病院へ秘密裏に飛行機で運ばれた。

リオの医師らにこれほど深刻な放射線救急の経験はほとんどなかったが、血液病専門医のダニエル・タバク医師が著者の一人（ゲイル）といっしょに仕事をしたことがあった。ゲイルはこの一年前、チェルノブイリ原子力発電所で爆発や火事への対応中に放射線を大量に浴びた消防士らの治療に協力していた（ゲイルは、福島での事故も含めて、ここ二五年で起きた大きな放射線事故のほぼすべてにおける被害者の治療と、そうした事故による健康への長期的な影響の調査に幅広くかかわっている）。タバクはゲイルがドイツのボンにいることを突き止め、核問題にかんする議会の委員会で話をしてきたばかりのゲイルに今すぐリオに来てくれないかと頼んだ。

事の次第を聞いたゲイルは、チェルノブイリの被害者治療に当たった経験と、ＵＣＬＡ（カリフォルニア大学ロサンゼルス校）の同僚デイヴィッド・ゴールディと共同で行なった仕事からすぐさま、抗がん剤投与患者への治験中だった当時開発されたてのホルモン剤、組み換えヒト型顆《かり》粒球《ゆうきゅう》マクロファージ‐コロニー刺激因子（ｒＨｕＧＭ‐ＣＳＦ）が効きそうだと考えた。ゲイルはそれをソ連の同僚とチェルノブイリ事故に際して使ったが（第3章で詳しく説明する）、ブラジルにはないことを知っていた。この薬剤は骨髄細胞を刺激して顆粒球、すなわち感染と闘う白血球を造らせる。重度の放射線病にかかった人の骨髄は、命を保つのに必要な量の血球を造れないので、医者は顆粒球を赤血球（酸素を運ぶ）や血小板（血を固まらせる）といっしょに、抗生物質や抗ウイルス剤と合わせて輸血する。だが、顆粒球は輸血で十分に投与することができない。体内で造られなければならないのだ。

ゲイルは、一六〇キロ離れたフランクフルトでこの薬剤の治験を行なっていた同僚ローラント・メアテルスマンに連絡を入れた。メアテルスマンと、いっしょに仕事を進めていたスイスの製薬会社サンドは、ゲイルがブラジルで使えるよう、このホルモン剤をいくらか分けることに同意した。ゲイルはフランクフルトへ急行してそれを受け取ると、発泡スチロールの箱にドライアイスといっしょに詰め、その日の最終便にぎりぎりで乗った。

リオに到着したゲイルはビザをもっていなかったうえ、ドライアイスが蒸発して二酸化炭素が煙のように出てくる箱を持っていた。だがビザがないことも、蒸気が出てくる箱も問題にならなかった。ところが、彼の知名度が問題視された。チェルノブイリの惨事から一年が過ぎていたが、ゲイルはまだ顔を覚えられており、ブラジル海軍は放射線被害者の治療で有名な医師がリオの街で目撃されるのを嫌がった。そこで、タバクが落ち合って入国審査と税関でゲイルをすみやかに通させた。また、ホテルや海軍病院へ向かうとき、ゲイルは車の後部座席に横になって目撃されないようにした。

被害者はセシウム137を手に持ったり、人によっては食べたり飲み込んだりして体内に吸収していたことから、身体が放射線を放っており（放っていたのは体内のセシウム137であり、人体そのものではない）、処置を施す者にとってのリスクになっていた。妊娠中あるいは妊娠可能年齢の看護師は、これから生まれる、あるいはいつの日か生まれてくる子どもへの放射線被害の可能性を鑑み、医療チームへの参加が許されなかった。患者から放たれる放射線を不必要に浴びないようにするため、医師や看護師は鉛のシールドを隔てて処置を施してみた。だがそれは現実的な対処ではなく、急性の病に倒れている患者にそうした不自由のなかで処置を施すのは無理だった。ゲイルをはじめとする担当者は、後年に障害の発生する低リスクが存在する線量を浴びることになるのを了承した。あれから二五年になるが、幸いにしてよからぬ影響の現れた者はいない。

骨髄ホルモン剤を投与された八人のうち、四人が生き延びた。亡くなった四人のほうには、回転部の入った袋を病院へ持っていった廃品置き場のオーナーの妻や、セシウム137を口にしたり身体に塗ったりした女の子が含まれている。放射線が白血球を殺し、そのせいで細菌がはびこり、感染症で命を落としたのである。患者の一人は放射線によるやけどがひどく、前腕の切除を要した。それでも、リオに運ばれた一四人のうち一〇人が損傷を乗り越えたほか、ゴイアニアで治療を受けた患者も全員が命拾いした（ゲイルにはささやかなドラマが待っていた。秘密計画の責任者だったブラジル海軍の将官がゲイルをいたく気に入ったのだが、出国後にゲイルが計画の存在を暴露するのではないかと心配になり、出発直前に半分冗談でパスポートを取り上げては返す動作を繰り返した）。

この事件が示す大事な教訓は、放射線や放射性物質の基本的な危険性を知らないでいると、被害に遭ったり、ともすると命取りになると認識すべきだ、ということだけではない。放射線による危険性が必ずしも想像されているほどのものとはかぎらない、というのもそうだ。何百何千という被害者が出ておかしくない条件がいくつも重なっていそうな事故で、実際の被害者の数が比較的少ないことがある。私たちが恐れていることと実際のところとのあいだには、えてして大きなギャップがあり、私たち著者はそれを埋めたいと考えている。

放射線とあなた

四五億年以上前に生まれた地球は放射能をもつ惑星で、放射能をもつ太陽系に属し、放射能をもつ宇宙に存在している。宇宙を誕生させたビッグバンという出来事が起こったのは、そのさらに九〇億年前のこと。そんな宇宙よりも放射能のスケールは長く、たとえばトリウム232の半減期は約一四〇億年と、地球の年齢の三倍ほどになるのだが、私たちがそうと知ったのはつい最近の一八九五年、ドイツの物理学者ヴィルヘルム・コンラート・レントゲン（一八四五〜一九二三）がX線を発見してからのことだ。ともあれ、放射能というものがなかったら地球に生命は生まれなかっただろう。

私たち一人一人も放射能をもっている。その私たちや私たちの環境の存在を支えている緑色植物は、太陽内部の熱核融合でつくられた、光のエネルギーの基本単位である光子を捉え、それを光合成に使って水を水素と酸素に分解する。そして水素を大気中の二酸化炭素と化合させてグルコースをつくり、グルコースを燃やしてエネルギーをつくる。酸素は大気中に放たれ、私たちを含む事実上すべての生き物がそれを吸う（酸素なしでやっていける生き物もいる）。グルコースを燃やしてつくられるエネルギーは、私たちが植物を食べたり植物やその実をエサにする動物を食べたりすると、私たちに回ってくる。

太陽からの放射線の粒子や電磁波は、宇宙空間を飛んできて地球（や私たち）に当たる。光子は粒としての性質と波としての性質をもちあわせているが、質量はない。太陽からの光子や粒子は肉眼で見えないどころか、想像を絶するほど小さい。電磁波の分類には大きさではなく、周波数（波の山の間隔である波長の逆数）やエネルギー（周波数に比例する）を用いる。一列になって繰り返し現れている波において、どれかの山からその次の山までの距離が波長だ。山どうしがとても近くて波長が針先の一〇〇〇分の一もない波もあれば、ずいぶん離れていて波長が一キロ以上という波もある。山どうしの距離が短いほどエネルギーが大きく、害を及ぼす可能性が高い。太陽などの発生源からやってきた波や粒子が物質（たとえば私たち）にぶつかると、ぶつかった物質にエネルギーの少なくとも一部が渡る。渡ったエネルギーが大きいほど線量が多くなり、人体への危険性が増す。危険性の低いほう（波長の長い波）から順に高いほう（短い波）へと並べると、電波に始まって、マイクロ波、赤外線、可視光、紫外（ＵＶ）線、Ｘ線、ガンマ線となる。この端から端までの差はきわめて大きく、たとえばＸ線は電波の約一〇〇〇万倍のエネルギーをもっており、電波に害がなくてもＸ線にはあるのもうなずける。

原子や素粒子は私たちという存在の根幹なのだが、大きさは驚異的に小さい。どれほど小さいかを感覚的につかむため、グレープフルーツの中に窒素原子がぎっしり詰まっているところを想像してみよう。ここで、中の窒素原子をブルーベリーと同じ大きさに膨らませるとすると、その入れ物であるグレープフルーツは地球の大きさでなければならない。どれかの原子の原子核をその目で見たいと思ったら、ブルーベリーをアメリカンフットボールスタジアムほどの大きさにしなければならず、そこまでしても原子核は小さなビー玉くらいだ。原子核がどれほど密なものかを把握するには想像力を広げる必要があるが、やってみてほしい。約六〇億台の自動車を大きさ一フィート×一フィート×一フィート（訳注　一フィートは三〇・四八センチ）の箱に詰め込んだところを思い浮かべてみよう。原子一個でこの密度である。そんな原子核より、陽子や中性子（これらが原子核の質量のほとんどを占めている）や電子といった素粒子はまだ小さい。

電子や高速で運動する電子（これが「ベータ線」と呼ばれる）は、素粒子の中でもそれ以上小さい部分に分割できないということで基本粒子と呼ばれる（ただし、最近の研究によると分割できるらしい）。中性子も素粒子だ（クォークという基本粒子でできている）。正電荷をもつ陽子（やはりクォークでできている）とは違って、中性子には電荷がない。陽子二個と中性子二個がくっついて塊になると、アルファ粒子ができる。

電子、中性子、アルファ粒子というこの三種類はどれも人体に害を及ぼしうる。最も危険なのは中性子で、核分裂で発生したものはたいへん大きなエネルギーをもち、深くまで入り込むことができ、組織に大量のエネルギーを渡すからだ。アルファ粒子による人体への危険度は中くらいで、その理由は粒が比較的大きく、エネルギーを狭い範囲にすっかり渡していき、中性子ほど中まで入り込まないからである。最も危険度の低いのが電子で、なぜならあまり深くまで入り込まず、そして物質に渡すエネルギーが比較的小さいからだ。二七ページの図に示したように、電子

アルファ粒子、電子、ガンマ線、X線、中性子の透過力

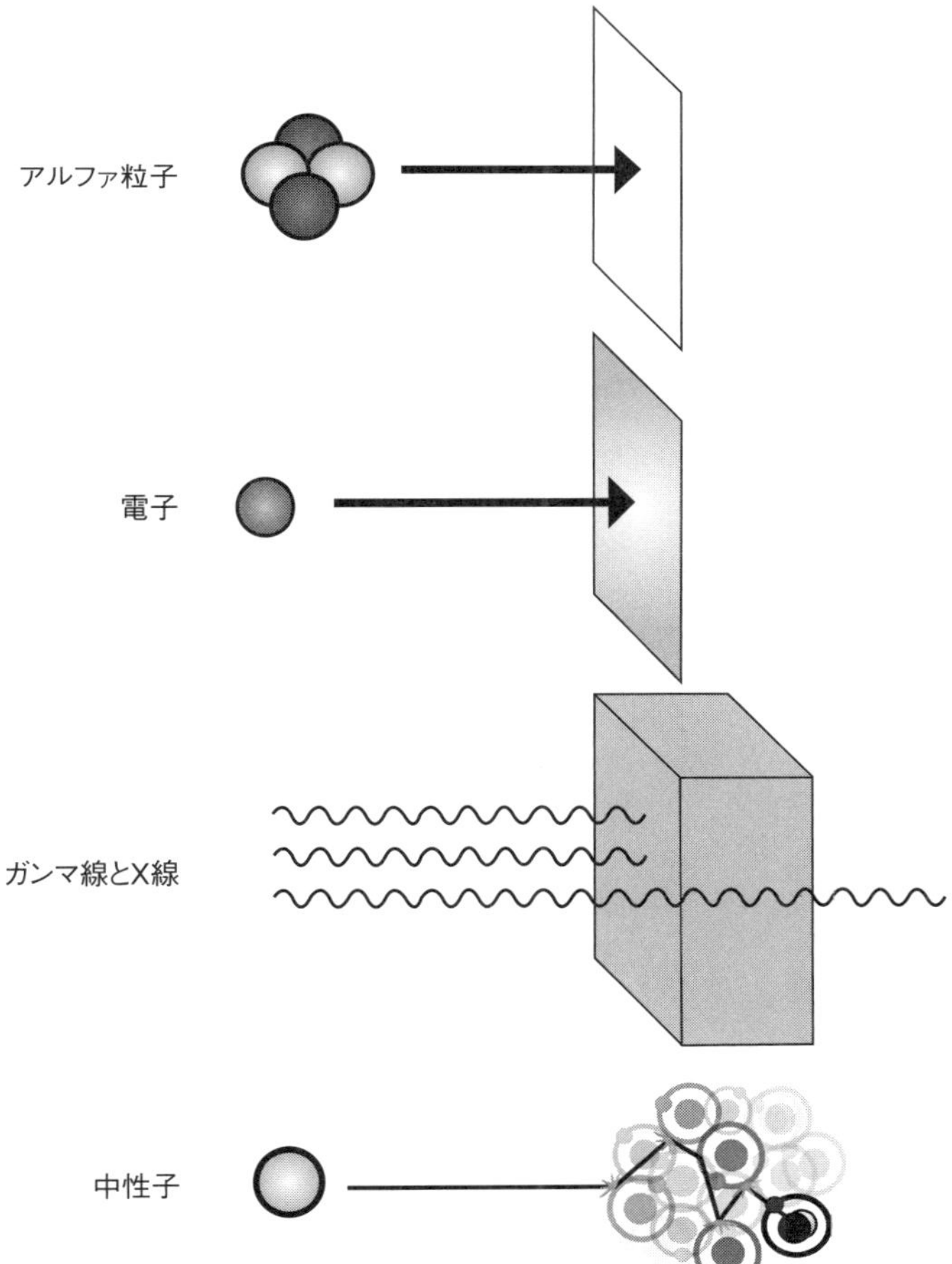

アルファ粒子は紙切れで、電子は重ね着や薄いアルミ板で、ガンマ線とX線は厚さ数メートルのコンクリートや厚さ10センチほどの鉛で、中性子はコンクリートの厚い壁や厚み数メートルの水槽で止められる。

はアルファ粒子より透過力が強いが、物質の中を突き進む粒子としては、アルファ粒子のほうが電子よりエネルギーをはるかに多く渡す。原子がアルファ粒子を放つと、その過程でガンマ線（高エネルギーの電磁波）も放たれ、これも人体に害を及ぼしうる。ときにはそうした粒子、とりわけアルファ粒子が体内に入り込み、狭い範囲に大きな損傷をもたらすことがある。たとえばラドンガス濃度の高い地域に暮らす人は、ラドン原子を肺にたくさん吸い込む。すると、吸い込まれたラドン原子からアルファ粒子が周りの組織に放たれる。これは特にたばこを吸わない人が肺がんになる要因の一つだ。

電磁波は目に見えないが、唯一かつ重要な例外として可視光がある（口絵カラーページのスペクトルの図を参照）。とはいえ、可視光が電磁波に占める割合はごくわずかで、一〇〇億分の一〇億分の一より小さい。電磁波はスペクトルのどこのものも放射線（運動しているエネルギー）の一形態と言える。

私たちの暮らす惑星は太陽から一億五〇〇〇万キロ離れており、酸素と炭素に頼るこの星の生き物にとって近すぎず、遠すぎず、ちょうどいい。地球上の生命は、そんな地球のもたらすいろいろな条件のもとで存在するに至った。私たちが生命活動を持続させるのに頼っている光は、太陽からの距離が今よりわずか八万キロだの一六万キロだのという遠近差で、現存しているような生き物にとって強すぎるか弱すぎるかになる。

私たちはみずからを頭と手足からなる存在、血と肉からなる存在、などと思ったりすることがあるが、実のところは毎秒何兆の何兆倍回もひっきりなしに化学反応を起こしている膨大な数の原子や分子が、皮膚という半透明の膜で覆われている存在だ。この化学反応が私たちの脳、心臓、筋肉、眼のエネルギー源であり、それをもとに、現存する細胞は成長し、私たちが運動をしたりけがを治さなければならないときには新しい細胞が生まれる。化学反応によって私たちは年をとり、やがて力尽きて死ぬ。体内での化学反応が変わると、私たちも変化する。ある機能を実行していた細胞が、別なことを始めたり、まったく働かなくなったりすることがある。細胞内での化学反応の変化が有利に働くこともあって、たとえば紫外線の一種（ＵＶＢ）として届いた太陽からの放射線は、皮膚の細胞を刺激してコレステロールからビタミンＤをつくる。ビタミンＤは、食べ物からカルシウムを吸収したり骨格を維持したりする働きに欠かせない。私たちの身体も植物のように太陽からの光子を捉えるのである。だが、ＵＶＢは危険でもある。皮膚細胞のＤＮＡに突然変異を起こしてがん化させることがあるのだ。私たちの運命は体内の化学反応が左右している。

マイクロ波や電波といった放射線の多くの形態には、当たった細胞に重大な変化を起こせるほどのエネルギーがない。だが、それらとは違うエネルギーのもっと高い形態になると、電子を追い出して電荷を帯びた粒子、すなわちイオンをつくるというかたちで、当たった原子の構造を変えられる。「電離放射線」と呼ばれるこの形態の放射線はそこらじゅうを飛び交っている。電離放射線には、宇宙創成後に残った放射性核種（放射能をもつ原子）の自然崩壊によるものと、人工的あるいは人為的なものがあり、後者の発生源には核兵器の爆発、石炭の燃焼（原炭に閉じ込められていた天然の放射性核種が放たれる）、原子力発電所でのウランの核分裂など、たくさんある。大量の電離放射線は生命を脅かす。

熱はエネルギーの一形態だ。正常な細胞をがん化させるのに必要な熱量は、大ざっぱに言ってホットチョコレート一杯分にあたる。だが、ホットチョコレートのエネルギーが広く分散してカップ全体を暖めているのとは違って、電離放射線のエネルギーは、ビリヤードで三角に並んだ的玉に向かって勢いよく突かれた手玉のごとく、一点集中している。キューから得たエネルギーで手玉が的玉をはじき飛ばすのとまさに同じように、電離放射線は原子から電子を文字どおりはじき出してイオンをつくり、放射線被害を拡大させる。

原子の内部では、原子核が電子によって雲のように取り囲まれている。原子核がどれも安定というわけではない。不安定な原子核は放射性崩壊を起こし、先ほどから言及している電離放射線を放つ。原子核が素粒子を吸収して不安定になることもある。不安定な原子核はガンマ線や電子や亜原子粒子（訳注　原子より小さな粒子）を放つ。濡れた犬が身振いして水を振り払うかのように、原子核はみずからにとってふつうでないものを払いのけたがるのだ。専門的に言うと、最も安定な配置を求めるのである。不安定な期間は物質によって異なり、「半減期」と呼ばれる減り方として知られている。具体的には半数の原子が放射線を放つまでの時間のことで、マイクロ秒単位のもの（たとえばコペルニシウム２７７）や一〇億年を超えるもの（たとえばトリウム２３２やウラン２３８）など幅広い（詳しくは第3章）。電離放射線によって細胞が本来の機能を失うことがある。たとえば、放射線でＤＮＡが傷ついてもたいていすぐに修復されるのだが、修復が不適切だと化学反応が変わり、がんやほかの病気や死をもたらしうる。

放射性物質は、私たちの食べ物や飲み物に、さらには体内にも含まれている。それらは私たちの身体の一部となっており、わかっているかぎりでは害は引き起こしていない。誰の身体にも放射性元素が何種類か、たとえば天然に存在する形態のカリウム（カリウム４０）や炭素（炭素１４）、核分裂により生じた人工の同位体であるセシウム１３７などが含まれている。人体では毎秒何千という放射性原子が崩壊しており、あなたが誰かの隣に寝ると相手はあなたから放射線を浴びることになる。カリウム４０は身体にすれば放射能のないふつうのカリウムと同じで、どの細胞にも吸収され、特に筋肉の細胞に吸収される。男性は一般に女性より筋肉量が多く、ひいてはカリウム４０の量が多いことから、概して女性より放射能が強い。

　私たちがふつうに浴びる放射線の半分ほどは、天然の発生源からの「自然放射線」だ。主な自然放射線は二つあり、「宇宙線」は太陽（太陽フレアが起こると宇宙線の量が増える）や超新星（爆発したときに猛烈な勢いで粒子をまき散らす）など宇宙からのもの、「大地放射線」は地殻に含まれている放射性核種からのものである。そのほかに、人体からも放たれている。私たちは放射線の海のなかで暮らしているのだ。なので、物（や人）の放射能を分析しようと思ったら、放射線検出器を鉛のような密度の高い物質で遮蔽《しゃへい》して、自然放射線をブロックしなければならない。大気中での原子爆弾の爆発により、それまで地球上に存在したことのなかった放射性核種が放たれたことから、一九四五年以降につくられた物には人工の放射性同位体が含まれている。一方、一九四五年より前に生産された鉄鋼はそれ以降のものより放射能が弱く、放射線検出器の遮蔽材づくりに重宝されている。

　ラドン２２２という無色無臭の気体はラジウム２２６が崩壊（壊変）してできるのだが、この崩壊はウラン２３８からトリウム２３４への崩壊に始まって放射能のない鉛２０６まで続く崩壊系列の一部をなしている。ラドン２２２は地球上の至るところに存在しており（ただし分布は一様ではない）、これとその崩壊生成物（「ラドン娘核種《むすめかくしゅ》」と呼ばれている）が、私たちが一年で浴びる自然放射線の線量の約三分の二を占めている。ラドン２２２は崩壊してポロニウム２１８に、さらにビスマス２１４になり、どちらでもそのときアルファ粒子が放たれる。ラドン２２２は気体なので肺に吸い込まれ、それが放つアルファ粒子は肺に大きなダメージを与えうる。換気のない地下室にはラドン２２２ガスがたまる。土壌のラジウム濃度が高い地域では、ラドン２２２が地下水に混ざって蒸発し（特に温水で）、シャワーを浴びる人がそれを吸い込む。ラドン２２２や関連する放射性核種は、たばこを吸わない人が肺がんで亡くなる最大の原因と考えられている（たばこを吸わない人の肺がんの原因としては、たばこの煙を間接的に吸い込む、いわゆる受動喫煙も挙げられる）。アメリカ環境保護庁は、アメリカで毎年肺がんで亡くなる約一六万人のうち、二万一〇〇〇人ほどの原因がラドンだと見積もっている。もちろん全体で最大の原因は喫煙であり、ラドンガスと喫煙は肺がんのリスクを相乗効果で高めている可能性がある。

　前にも触れたように、私たちは人工の発生源からの放射線も浴びている。そのうち八割方は、レントゲン撮影やＣＴスキャンといった医療処置や、ヨウ素１３１（甲状腺スキャン）、フッ素１８（ＰＥＴスキャン）、テクネチウム９９ｍ（肝臓、脾臓、骨のスキャン。末尾の〝ｍ〟はmetastable《準安定》の頭文字で、すぐ崩壊してガンマ線を発するという意味）などを用いる核医学によるものだ。人工放射線の残り二割ほどは、テレビ、コンピューターのディスプレイ、煙探知器、心

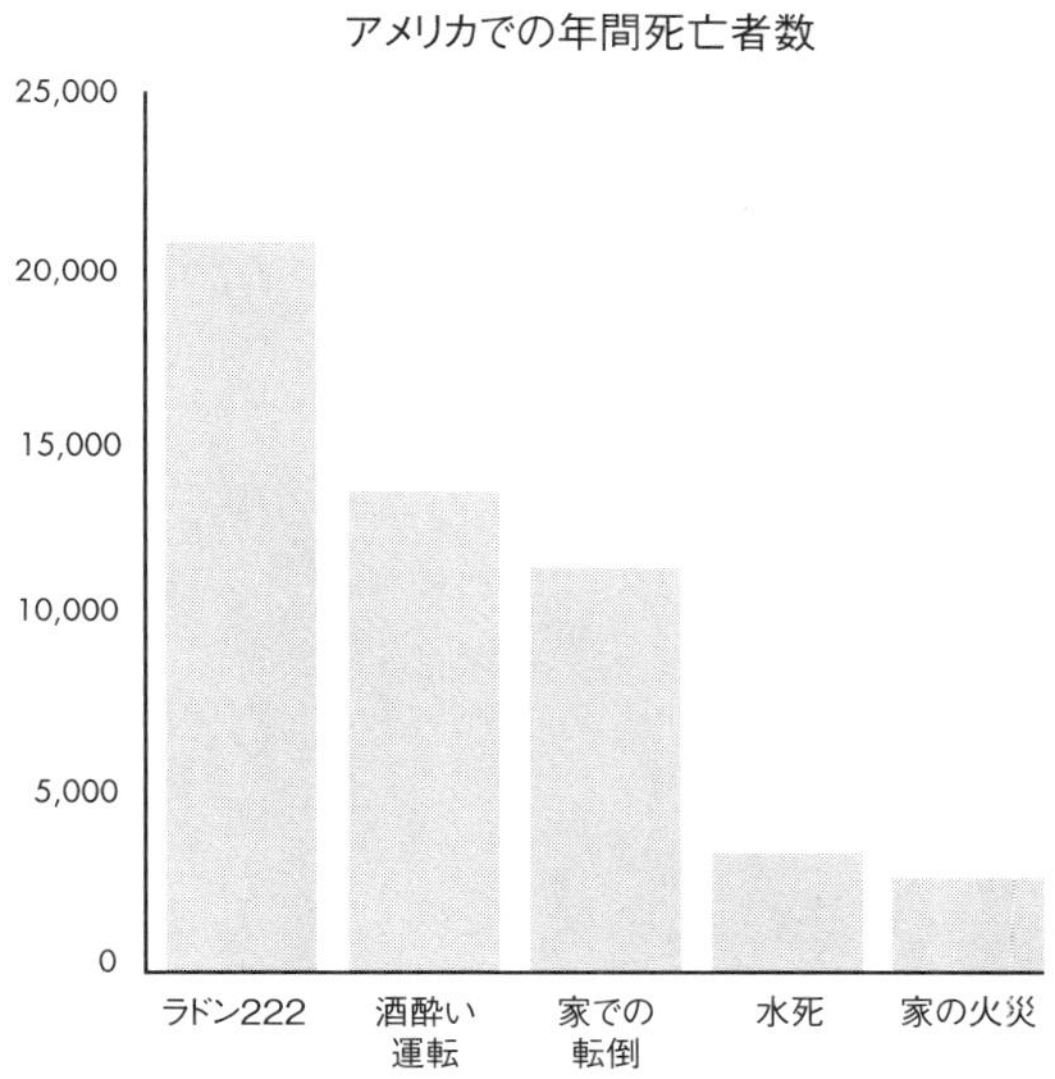

臓のペースメーカー、陶材の義歯などからのものである。職業上の理由や大気圏内核実験による残留降下物（フォールアウト）が人工放射線の平均被ばく量に占める割合はかなり小さい。残り二割ほどのうち、原子力発電所のエネルギー源たる核燃料の採掘から輸送、核分裂、廃棄まで、すなわち核燃料サイクルに起因する分の割合は約一パーセントである。

私たちは環境中に天然で存在するかなりの量の電離放射線を吸収しており、そのことから科学者は人体が少なからぬ量に耐えられるとわかっている。とはいえ、被ばくは合理的に可能なかぎり低く抑えることが賢明だ。

本書では、電離放射線が引き起こすことの多いがんのうち、血液のがん（白血病）と乳房、甲状腺、肺、皮膚のがんについて詳しく見ていく。また、電離放射線の発生源としてウラン235（原子力発電所で使われている。

広島に投下された爆弾のエネルギー源)、プルトニウム239(発生源は原子炉で、ウラン238が中性子を捉まえてウラン239になり、それが一連の崩壊を経てプルトニウム239になることでつくられる。やはり原子力発電所の燃料として使われている。長崎に投下された爆弾のエネルギー源)、ヨウ素131(核分裂の放射性副産物として原子力発電所から放出される。甲状腺がんの原因になる)、セシウム137(放射線治療に用いられるが、適切に格納されていないと致命的)、ポロニウム210(たばこの煙に含まれる発がん物質の一つ)、ストロンチウム90(これもウラン238の核分裂の副産物で、歯や骨に取り込まれて骨肉腫などのがんを引き起こしうる)を取り上げる。さらに、食品への放射線照射、がんの放射線治療、原子力発電所、放射性廃棄物、核テロリズムなど、懸念されているほかのトピックに絡むリスクについても幅広く見ていく。最後の章ではよく訊かれる質問に答える。

本書ではまた、発電に原子力を使うことの危険性と有益性についても考える。もっともなことだが、福島第一原子力発電所で事故が起こり、大気中や土壌や海に放射性物質が放出されたのを受けて、原子力にかんする知識と安全性全般が疑問視され、利用をやめるべきかどうかが問われている。日本にはやめることを求める強い動きがあり、二〇一二年五月には同国の電気の三割以上をまかなってきた五〇基を超える商用原子炉の最後の一基の稼働が停止された(しかし翌月、二基の原子炉の再稼働が決定された)。二〇一一年五月、ドイツ政府は国内の原子力発電所を二〇二二年までに全廃することを決めたが、隣国フランスから原子力で発電された電気を買い続けることだろう。急激に伸びている世界の電力需要を満たすためには核エネルギーが不可欠とする意見もあって、二〇一一年一〇月、フランスの原子力・代替エネルギー庁は、六〇基めとなる原子炉の建設を予定どおり進めるとともに、原子力発電所建設にかんする同国の数十年にわたる技術的蓄積をインド、中国、イギリス、ポーランド、南アフリカ、トルコ、ブラジルに売り込むことを明らかにした。

亡霊のような放射線の影に多くの人が強い恐れを抱いており、現実の実態がもつ影が薄くなっている。私たちが忘れがちなこととしては、福島第一原子力発電所での事故の引き金となった、日本で発生したマグニチュード九・〇の地震が想像を絶するほど強く、二三万平方キロほどもある本州を二・五メートル近く東へ動かしたこと、津波によっていくつもの町がすっかり飲み込まれ、約二万人の命が奪われたほか、三〇万人以上の方々が一時的ないし永遠に家を失ったこと、機能不全となった原子炉からその後も放射性物質が漏れ出すなど、引き続き危険な状況であるものの、放射線被ばくそのものによる犠牲者は今のところいないこと、放出された放射性物質がもとで被ばくした人のあいだで、今後数十年のがんリスクはわずかしか、ことによると検出できないほどしか増えないと予想されていることなどが挙げられる。放射線にかんして情報にもとづかずに判断をすることは危険な賭けの側面が強くなるので、私たちはできるだけの知識を身につけ、みずからのときとして非論理的な恐れによって判断がくるわされることがないように、そして被害者を社会的、経済的、心理的なダメージで苦しめる結果をもたらさないようにしなければならない。だがまた、核技術がはらむ危険性を慎重に吟味し、有益性との最適な兼ね合いを模索することも必要である。

第1章　リスクの評価

放射線による自分のがんリスクをどう評価したらいいのか？　そして、専門家のあいだでなぜあれほど意見が分かれているのか？

一九四五年七月一六日、アメリカのニューメキシコ州アラモゴードに近いホルナダ・デル・ムエルト（「死の旅」の意）砂漠で、トリニティ実験における初めての原子爆弾実験のすさまじい爆発が、それまで地球上で目撃されたどれよりも明るい閃光を発した。それがおさまると水蒸気や破片によるキノコ雲が現れ、高度一万メートル以上にまで達した。この兵器の開発に最も重い責任を負っていたJ・ロバート・オッペンハイマー（一九〇四〜一九六七）は、この爆発を見ていてヒンドゥー教の教典バガヴァッド・ギーターの二つのくだり、すなわち「千の太陽の光が天空を覆ったなら、それこそあの全能なるお方の光輝に匹敵するであろう」と「我は死の神となれり、諸世界の破壊者となれり」が思い浮かんだとのちに記している（まっ先に浮かんだのは「うわ！　やった、うまくいった！」だったのではないだろうか）。

この破壊的なエネルギー炸裂は創造の行為でもあった。セシウム１３７、ヨウ素１３１、ストロンチウム９０など、それまで地球に（原爆開発中の実験室作業を除いて）存在したことのなかった放射性核種をつくり出したのである。この新たな核種はそれから数カ月で地球全体に広まり、当時生きていたすべての人の体内に音もなく入っていった。そのうちいくつかの核種は放射能を延々ともち続けるので、そうした人の子どももやそのまた子どもばかりか、あの日から人類が滅びるまでのあいだに生きる者は一人残らず、トリニティ実験でつくられた放射性核種を体内にもつことになる。同じことはアメリカ、旧ソ連、イギリス、フランス、中国によって一九四五〜一九八〇年に行なわれた四五〇回を超える大気圏内核実験や、何度か起こった原子力発電所の事故についても言える。もちろん、それぞれで放出された放射性核種の量には大きな幅がある。また、原発事故を核実験と同等に比べるのは適切ではない。なぜなら、放出された放射性核種の量が格段に違うし、それが地球上に一様に広がるわけではないし、それらに遭遇する確率が人によって違うからである。

核実験や原発事故によって放出された放射性核種のなかには発がん性のものがあるが、同じ放射性核種ががんの診断や治療に用いられて命を救ってもいる。放射性核種やさまざまな形態の放射線によってもたらされる潜在的な害と利益のバランスをどう考えればいいのか？

バランスの善し悪しを判断するには浴びた放射線の量を知る必要があるが、見かけほど簡単なことではないので（それどころか、放射線の専門家にとってさえ複雑きわまりない）、ここから数ページは専門的な説明になるが、最終的に覚える必要のある専門用語はただ一つ、ミリシーベルト（mSv）だけということでしばらくお付き合いいただきたい。この単位名の由来はスウェーデンの医学物理学者ロルフ・マキシミリアン・シーベルト（一八九六〜一九六六）という、放射線被ばくの生物学的影響について先駆けとなる仕事をした人物である。シーベルト（Sv）は放射線関連の単位の一つだ。私たちは毎年、一シーベルトの一〇〇〇分のいくらか、すなわち数ミリシーベルトを浴びており、アメリカに暮らす人は毎年平均六・二ミリシーベルトを浴びている（監修者注　日本では平均三・八ミリシーベルト）。

放射能を測るには、決まった時間内に崩壊する（すなわち放射性粒子や電磁波を放ってエネルギーを失う）原子の数を数える。放射性核種の消失については、原子の半数が崩壊するまでの時間を計る。この時間は長いことがあり、なかには半減するのに永遠とも思えるほどかかる核種もあるが、いつかは残り一個となり、それもやがて崩壊する。だが、当初あった放射性物質は半減期一〇回分ほどでほとんど消え去って一〇〇〇分の一ほどになる。

こうした測定値には、何を定量化したいかによってさまざまな名称がつけられている。最初のうちは使う単位を間違えやすく、ウナギとゾウを比べるようなことをやりかねない。また、桁も間違えやすくて、一マイクロシーベルト（一〇〇万分の一シーベルト）は一ミリシーベルト（一〇〇〇分の一シーベルト）より一〇〇〇分の一小さいのだが、福島第一原子力発電所をめぐるいくつかの報道でこの二つが混同されていた。

放射線にさらされたことで受ける可能性のある悪影響を見積もるには、どれほどの量の放射線にさらされたか、さらされた放射線の種類は何か、そのうちどれだけが身体のさまざまな細胞、組織、器官まで達しているか、そしてそれが達した組織や器官が放射線によるダメージをどれほど受けやすいか（「放射線感受性」）を考える必要がある。骨髄や皮膚や消化管などの細胞は、放射線によるダメージにとりわけ弱い。理由の一つは盛んに分裂するからだ。たとえば、ふつうの人は健康でいるために赤血球を毎日約三〇〇億個つくる必要があり、その仕事は骨髄が担っているのだが、このようなよく分裂する細胞ほど、ＤＮＡを傷つける放射線の影響を受けやすいのである。一方、心臓、肝臓、脳の細胞など、分裂するにしても盛んではない細胞は、放射線によって誘発されるダメージに比較的強い。

さて、被ばくした放射線の量を求めるには、線源がＣＴスキャナー、放射線治療装置、核兵器、事故を起こした原発、ＰＥＴスキャンのために注入された放射性同位体など何であれ、線源から放たれた放射線の量を計算しなければならない。

だが、この計算は複雑だ。診断用の放射線装置をとってみても、Ｘ線などの電磁波を放つものもあれば、陽子や中性子や電子といった素粒子を放つものもある。一方、核兵器におけるウラン２３５やプルトニウム２３９の核分裂といった現象では、ガンマ線と中性子が放たれ、核分裂によってできるものはほとんどが電子とガンマ線を放つ。チェルノブイリの原子炉の爆発では、物理的にも化学的にも多彩な二〇〇種を超える放射性核種が環境中に放出され、そのなかにはキセノン１３３やヨウ素１２４／１３１の放射性ガスや、放射性粒子が含まれていた。ガスは大気中をあっという間に広がり、放射性粒子はきわめて広い地域に拡散した。このときたまたま雨が降っていたりすると、放射能雲（放射性プルーム）があなたの頭上を通過するときに、セシウム137やストロンチウム90の粒子が雨粒といっしょに降ってくる。

不幸なことに、一九八六年のチェルノブイリ事故の際には、ヨウ素131やセシウム137の粒子を含んだ放射能雲がスコットランド上空を通過したときに雨が降っていた。そのため、かなりの量の放射性核種が牧草に降りかかった。その牧草を放牧されていた動物、主に羊が食べ、放射性核種が体内に取り込まれたり乳に分泌されたりした。ヨウ素131は半減期が八日で、三カ月ほどで消え去ったが、半減期が三〇年のセシウム137は羊の肉にたまり、生きているあいだ体内にとどまり続けた。そうした多くの個体でセシウム137濃度が政府の定めた安全基準を上回り、多数の羊が殺されて埋められ、汚染された肉が市場に出回らないよう検疫が行なわれた。

一グラムのラジウム226やセシウム137、といった放射性物質ないし放射性核種の試料については、含まれている原子の原子核で決まった時間内に自然崩壊が起こった回数に注目することで、どれほどの放射線が放たれるかを計算できる。たとえば一秒間の崩壊率は、放射性核種から出てくる放射線の量として、フランスの物理学者アントワーヌ＝アンリ・ベクレル（一八五二～一九〇八）にちなんだ「ベクレル」（Bq）という単位になっている。一ベクレルは、原子核が一秒間に一個崩壊するという意味だ。これは実に小さい量なので、科学者はよく何千ベクレル（キロベクレル、KBq）、何百万ベクレル（メガベクレル、MBq）、一〇〇万の一〇〇万倍ベクレル（テラベクレル、TBq）、さらには一兆の一兆倍ベクレル（エクサベクレル、EBq）などを持ち出す。これはスピードの表現に似ていて、一ベクレルを時速一キロで歩くこととするなら、キロベクレルは時速一〇〇〇キロで歩く（ないし飛ぶ）こと、という具合になる。だが、人体の健康にかんしては物質のベクレル値だけを考えればいいわけではない。放たれる電磁波や粒子は放射性崩壊の種類によって違うので、ベクレル値が同じでも生じうる健康被害に大きな差が出る。また、放射性物質がどれも同じように放射線を放つわけでもない。同じ量のトリウム２３０とウラン２３４を比べると、トリウム２３０のほうが放射能が約一〇〇万倍強い。一秒間に起こる崩壊が一〇〇万倍多いのだ。

放射線の量がわかったら、それが何かに渡す放射性エネルギーを突き止める必要がある。この「何か」は空気やほかの物質や人体である。

次に、放たれた放射線が人体とどう相互作用するかを考えねばならない。それを表すのが「線量」で、放たれた放射線の量とはまったく別物だ。一グラムのセシウム１３７が鉛の箱に入っていたとする。セシウム１３７は電子やガンマ線という形で放射線を放つが、この場合は誰も被ばくしない。放たれた放射線が鉛を突き抜けられないからである。そのため周りに誰がいても線量はゼロとなり、したがって人体に害は及ばない。それに対し、あなたが同じ量のセシウム１３７を手に持っていたとすると、原子核の自然崩壊で放たれる同じだけの電子やガンマ線が、今度は手の皮膚や筋肉や神経の細胞に影響を及ぼす。また、ガンマ線はかなりの距離を移動して多くの物質を突き抜けるので、身体のほかの部分も、一様にではないが放射線を浴びることになる。ガンマ線は細胞を突き抜けるとき、当たった細胞それぞれにエネルギーの一部を渡していく。このエネルギー量が細胞にとっての線量となる。

次に、線量の測定に絡んで「吸収線量」という概念があり、イギリスの物理学者ルイス・ハロルド・グレイ（一九〇五〜一九六五）にちなんだ「グレイ」（Gy）という単位で表す。グレイは、放射線の照射が組織に与えるエネルギーの量を表す。この単位について本書ではこれ以上踏み込まないが、組織や器官に吸収される量を表すグレイ値（いくつかの生物学的な要因で調整される）を、被ばくでがんなどの害が生じるリスクの見積もりに使われるシーベルト値に換算できることを紹介しておく。

最後に、シーベルト単位の「実効線量」を求めるため、二つの問題について考える。まず、放射線の種類が違えば与えるダメージが違い、たとえば同じ線量が吸収されるなら中性子線のほうがX線よりはるかに危険だ。次に、前にも触れたが、身体の細胞や組織や器官が違えば放射線によるダメージの受けやすさが違う。「実効線量」はそうした差異を調整することで、被ばくによって有害な結果がもたらされる可能性をより的確に見積もれるようにする。これでようやく放射線絡みの単位の説明は終わりだが、ぜひともミリシーベルト（mSv）という単位を覚えていただきたい。これから先ではすべてミリシーベルトに換算する。

専門用語の説明を乗り切ったところで、放たれた放射線、吸収されたエネルギー、そのエネルギーによる生物学的ダメージを科学者がどう分析しているかを詳しく見ていき、自分は何にさらされているのか、それは自分にとって有害なのか、という本当に大事な判断を下せるようになろう。話を簡単にするため、バスケットボールを引き合いに出して考えてみる。

選手がシュートを決めたとき、入る得点は状況によって違う。フリースローなら一点、スリーポイントラインを踏んで、あるいはラインの内側で打ったシュートなら二点、外側からなら三点だ。試合中の各チームのスコアは、選手がシュートを決めた回数ではなく、決めたシュートそれぞれに与えられる点の合計になる。放射線関連の測定値も同じで、浴びた量が必ずしも吸収される量にはならないし、吸収される量と被害の大きさには必ずしも直接的な相関があるわけではない。最終的な被害スコアの算出は、いくつかの要因の重み付けと調整の作業になる。

浴びた量の具体的な数値と病気の発症に直接的な相関があるなら、物事は単純なグラフではっきりする。だが、放射線と病気はそんなシンプルな関係にない。

被ばくによるがんリスクを求める場合の常套手段は、先ほど紹介した――科学的には正確だが理解するのが難しい――単位で表された線量に応じて生じうるさまざまな影響とつき合わせることである。核や放射線が絡む事故が起こると、一般に公衆衛生当局は、浴びた（ないしこれから浴びるであろう）線量、遭遇しうる物（食べ物や水など）に含まれる放射性物質の量、といった情報を提供する。そして、こうした線量や放射性物質の量を、平常時の自然放射線の線量、原発作業員の年間被ばく量、食べ物や水に含まれる放射性物質に対する規制値やしきい値などの指標に照らしてみる。

だが、そうした情報を放射線科学者でも医師でもない人に提供しても、良くて何の役にも立たず、悪くすると誤解を招く。混乱のもとであると同時に単純化されすぎているのだ。そうした情報の言わんとするところは、あなたの浴びた量が平常時の自然放射線の線量以下だったら、あるいは食品や水の話なら含まれている放射性物質の量が規制値を下回っていたら、心配ないという意味である。たとえば、牛乳に含まれる放射性物質の規制値が五〇〇ベクレル／リットルで、あなたが飲んでいる牛乳に含まれているのが三五〇ベクレル／リットルだったら、危険はないというわけだ。

しかし、物事はそう単純ではない。線量がいくらであっても、被ばくしたときの年齢、予想される余命、さらされているほかの発がん物質（たとえばたばこの煙）、被ばくによって悪化しうる既存のほかの健康問題、など複雑な要素によってがんリスクは変わってくる。簡単に言うと、まったく同じ線量を八〇歳で浴びた場合と三歳で浴びた場合で意味合いがまったく違う。

リスクの評価には統計的な分析を要し、線量だけでは誰かのがんリスクを求めることはできない。なぜなら、線量は被ばくとがんリスクのどこか中間にあるものでしかないからである。がんリスクを被ばくに結びつけるなら、一生のうちにがんになるリスクを原因によらず洗い出す、特定の被ばくだけによる生涯のリスクを上乗せ分として割り出す、過去に被ばくしたが（あるいはこれから被ばくすることになっているが）原因が放射線絡みかどうかに関係なく現在はがんでない人が将来がんになるリスクを見積もる、福島から避難した人などの被ばく者集団のあいだでがんの症例がどれだけ増えるかを見積もる、などのアプローチのほうが有効だ。

放射線の危険性について語るときの放射線はたいてい電離放射線のことで、これは体細胞の中の原子や分子や化学物質の構造を変えてがんを引き起こしうる。大方のデータによれば、テレビ、コンピューターのディスプレイ、高圧送電線などからの非電離放射線（ＵＶを除く）は有害ではない。この話はいまだ論争の的で、結論は変わるかもしれないが、非電離放射線による悪影響があるとしても、中性子やガンマ線などの電離放射線による実証済みの悪影響に比べれば文句なしに小さい。放射線事故などによる電離放射線への新たな被ばくによる病気のリスクを考える場合、車やバイクの運転、ジェット機での移動、ラドンガスのたまった地下室への入室など、日々の暮らしで知らないうちに、あるいははっきりした原因によってかかるがんあるいは非がんのリスクとの比較が難しいのだが、全体を俯瞰し、被ばくによるがんリスクを比較検討することで、過去の被ばくの重大さ、今後の被ばくの許容値、などを判断できる。

同じくらい重要なこととして、がんリスク（あるいは、がんにまつわる不確定要素）を潜在的な代償や利益と比べる必要がある。たとえば、心臓のCT血管造影スキャンを受けると、平均的な広島や長崎の原爆被爆者が浴びた量の一〇分の一ほどの放射線を浴びる。心臓発作や突然死のリスクのある人ならこの量は許容範囲だろう。スキャン結果にもとづく処置によって突然死の可能性が著しく下がることを思えばなおさらだ。しかし、緊急性のない人や、効果的な処置がなく情報の裏付けが欲しいだけの人は、検査を受けないことを選んでもいいだろう。がんを探すべくPETスキャンを六回受けると、原爆被爆者と同じくらいの線量を浴びる。それでも、さまざまな理由からPETスキャンを何度も受ける人がいる（第6章を参照）。

原発事故後などの被ばくによる影響にかんして、科学者や医者の見解が分かれているように見えることがあり、いったいどちらが正しいのか、一般の人にはわかりづらいのではないだろうか。たとえば、放射線によるがんや出生時障害や遺伝性疾患が、事故後数十年にわたって一〇〇〇人単位、一〇〇〇人単位、さらには一〇万人単位で起こると言う専門家もいれば、起こるとしてもわずかだと見積もる専門家もいる。こうした極端な立ち位置の専門家はかなり多くて、彼らがメディアの注目を集めているようだが、それを除くと知識の豊富な科学者のあいだでは見かけ以上に見解の一致をみていることがわかる。

被ばくによる影響を見積もるうえでの不確定要素は多いが、ここではほんの一部だけを紹介する。まず、この線量を超えるとがんリスクが増える、というしきい値なり引き金となるレベルはあるか？　科学者のあいだでは、ある程度（一般には五〇ないし一〇〇ミリシーベルト前後）を超えると被ばく量とがんリスクに直線的な関係があることについて異論はない。線量が多くなるほど、リスクは高まる。だが、それより低い線量でもがんリスクが増えるかどうかについては激しい論争が続いており、それにはいくつか理由がある。その一つは、低線量でのリスクはあったとしてもとても小さいかもしれず、その存在を確かめるには一〇〇万人単位、ともすると一〇億人単位の調査が必要になることだ。一方、原爆被爆者、原子力業界の労働者、X線技師、CTスキャンを受けた子ども、自然のガンマ線を（そしておそらくラドンも）浴びた子どもから得られたデータはどれも、線量がかなり少なくてもがんリスクが高まることを示している。ほかの数多くの疫学研究でがんリスクの増加は認められていないが、被ばく者集団のあいだでがんリスクの増加が見られないからといって、たとえ母集団の人数がどれほど多かったとしても、リスクがないという証明にはならないことを心しておく必要がある。

こうした不確定要素はあるものの、科学者と規制当局のあいだでは、低線量でも害が及ぶ危険性はあり、自然放射線以外の余分な被ばくは潜在的な利益と予期されるリスクを吟味したうえで行なうべき、と考えることでおおむね意見が一致している。この被ばくとリスクの直線的な関係は「直線しきい値なし仮説」と呼ばれている。

この仮説に反論する者はよく、原子力業界の労働者、放射線科医、原発近辺の住民を対象としたきわめて大規模な調査において、がん発症などの健康への悪影響のはっきりした増加が概して認められていないことを持ち出す。こうした例外が、前にも触れたが〝犬が人に嚙みついても〟話題にならないが〝人が犬に嚙みつけば〟話題になるという感じで、決まってメディアから大きく注目される。この議論が今でも続いている証拠に、アメリカでは科学アカデミーが原子力規制委員会に対し、かつての調査には技術的ないし統計学的な欠陥の存在が懸念されるとして、より現代的で洗練された調査の実施を勧告している。予備的な調査は提案されているが、それが実施されるかどうか、そして実施されたとしてもこの問題の大規模な再検証につながるかどうかはわからない。

直線しきい値なし仮説に反論する者はほかにも、世界中で人びとが浴びている自然放射線の線量に大きな幅があり、一桁違うこともあるのに、発がん率に検出可能な差が見られていないことを挙げる。たとえば、イランのラムサールの住民はラジウムガスやラドンガスの濃度が高い温泉地の近くに暮らしており、ニューヨークやロンドンに暮らす人に比べて四〇倍もの自然放射線を毎年浴びているが、特に健康問題は抱えていない。だが、ラムサールに暮らす大半の人について線量の具体的な見積もりデータがないし、わかっていない複雑な要素がほかにも絡んでいる可能性がある。

低線量被ばくが健康にいいかもしれないという、いささか物議を醸しているデータもある。この考え方は「ホルミシス」として知られている。だが、ホルミシスを支持する科学者はほとんどおらず、大多数は恩恵があるとは納得していない。それでも、被ばくががんリスクに複雑で相反する影響を及ぼしている可能性はある。たとえば、放射線によって誘発された突然変異はがんを引き起こしうるが、放っておくとがん化しそうな細胞が放射線によって殺されてがんリスクが下がることも考えられる。また、放射線が免疫系に影響を与え、それによりがんリスクが上下する可能性もある。私たちには人体へのこうした個々の相反する影響を識別できないので、被ばくした人としなかった人でがんの発生率を比較して最終的な影響を比べるしかない。遺伝的背景が違うと同じ線量に対するがんリスクが違う可能性があるという報告もあって、この問題をさらにややこしくしている。

不確定要素としてはほかにも、同じ線量を短期間に浴びたとき（原爆被爆者のように瞬時の場合など）と長期間にわたって浴びたとき（数日、数カ月、数年、あるいは数十年で）の影響を比べるのが難しいことが挙げられる。被ばくによる健康への悪影響にかんする知識のほとんどは、原爆被爆者からと、がんの放射線治療などの医療処置をわりと短い期間（ふつうは数週間）受けた人から得られたものだ。多くの科学者が長期にわたる被ばくが原因の悪影響のほうがずっと小さいと考えているが、同じだと言う科学者や、大きいかもしれないとさえ主張する科学者もいる。最近の研究によると、二〇〇ミリシーベルト以上の線量を一〇年以上浴び続ける原子力作業労働者のがんリスクが高まると示唆されているほか、原子力作業労働者にかんする最近の調査と文献の徹底的な見直しにより、長期にわたる低線量被ばくが短期の場合と同じくらい（あるいはもっと）有害である可能性がほのめかされている。同じ線量の短期と長期の被ばくによる健康への悪影響の見積もりは、長期の被ばくのほうが短期の被ばくより人体への被害が四倍になるというものから四分の一になるというものまで、幅がたいへん広い。

もう一つ論争の的になっているのが、ひじょうに小さい一人当たりのリスク――一万人に一人、一〇万人に一人、一〇〇万人に一人など――をもとにきわめて大きな母集団について見積もることが科学的に有効ないし適切か、という問題だ。このやり方で計算すると、ごく小さいと捉えられておかしくないリスクから、がん患者が何千人も増えるという見積もりを導けることになる。たとえば、空港のセキュリティスキャナーの後方散乱X線に絡む、一回の被ばく当たりの実に小さいリスクを引っぱってきて、その値に毎日スキャンを受ける何百万という乗客数をかける、というやり方で欧米人のあいだの発がん件数を見積もっていいものか？　このやり方が有効なのはもちろん、スキャン実施の利益リスク比を算出するのに必要だという科学者がいる一方、そうは思っていない科学者もおり、たとえばアメリカ保健物理学会は一〇〇ミリシーベルト未満の線量については科学的に無効だと警告している。とはいえ、この方法によるリスク見積もりに絡む不確定要素がはっきりすれば、この計算方法を非合理的とは言えなくなるかもしれない。

この問題の根幹にあるのが「集団線量」という概念で、各人の線量を被ばく者集団全体について足し合わせたもの、ないし被ばく者集団の浴びた平均線量に被ばく者数を乗じたものである。直線しきい値なし仮説では、少人数に対する高線量と大人数に対する低線量とで影響は同様だと想定する。そのとおりかどうかは不明で、まったく違っているかもしれない。自然放射線ががんリスクの増加と関係があることを受け入れたとすると（誰もが受け入れているわけではない）、それ以外の新たな被ばくはがんリスクのさらなる増加に結びついている可能性がきわめて高いことになる。

被ばくによるがんリスクの正確な見積もりを知りたいと思っている人は多いが、データ、統計情報、現状の知識などに制約があってかなわない。今できる精一杯のことは、ある幅の線量を浴びた一〇〇〇万人につきがん患者が五〇〇〜二〇〇〇人増える、というような、正しい数値が高い確率で含まれていそうな範囲を見積もることだ。たとえば、ネバダ州で大気圏内核実験が行なわれていた一九五二〜一九五七年に生きていた約一億七〇〇〇万人のアメリカ人について、ヨウ素131にさらされたことによる甲状腺がん（多くは非致死性）の増分が一万一〇〇〇〜二七万人と見積もられている。これは甲状腺がんのゆゆしき増加だが、一九五二年以降に甲状腺がんと診断された二〇〇〇万人を超える患者に占める割合としては少ないものでしかない。

要するに、たいていの科学者や科学機関は、被ばくによる発がんなどの事象について厳密な数を割り出すのを避けている（あるいは、避けたほうがよい）。こうした影響について、彼らは予想される範囲を示すことのほうが多い。その幅がずいぶん広くて、一〇〜一〇〇〇件の発がん数、というように一桁や二桁違うこともある。一般の人にすれば、なぜ見積もりの幅がそれほど広くなるのかと思うかもしれないが、そこには線量、分布、考えられる生物学的な影響といった不確定要素が反映されているのだ。範囲の上限と下限（一〇〜一〇〇〇件の発がん数）は、専門家のあいだで見解の不一致があったとしても、ときにメディアで強調されるよりその幅はずっと小さいことを示している。科学者にできることは、本当のところが今はわかっておらず、もしかすると知りえないかもしれないのを承知で、手持ちの証拠を吟味してできるかぎり最善の結論を導くことである。

このことをふまえ、私たち著者は恐れ――そのいくつかは根拠のないこともある――を脇に置き、手持ちの最善のデータを用いて電離放射線による影響を説明していく。放射線生物学にかんする知見は十全ではないが、健康に対する放射線の影響はここ数十年でかなり研究されている。もしかすると、放射線にかんする知識のほうが、私たちがさらされている――その他すべてとはいかないまでも――たいていの化学物質や毒物による影響についての知識より豊富かもしれない。

第2章　放射線の発見から今日まで

放射線発見小史

一九世紀の終わり頃、放射線は心躍る興味の対象だった。二〇世紀になると、科学者は人類を利する使い方と恐怖に陥れる使い方をどちらも見いだした。ここ六〇年で、私たちの浴びる人工放射線の線量は天然の線源からの線量と肩を並べるほどになり、医療診断や核医学は、今では平均的なアメリカ人が毎年浴びる線量の内訳で半分近くを占めている。この数字は二〇年前の倍を超えており、なおも増え続けている。

一九世紀の放射線科学の先駆者たちは当初、放射線本来の性質としての危険性も恩恵も知らず、魔法とも思える謎めいた効果に魅了されていた。一八七九年、イギリスのウイリアム・クルックス卿（一八三二～一九一九）は、みずから設計したガラスの真空放電管の中に、いわく「放射する物質」を発見した。後にこの放電管は彼にちなんで「クルックス管」と名付けられた。

ヴィルヘルム・レントゲンがX線を発見したのは、一八九五年一一月にクルックス管で実験をしていたときのことだった。彼は次に控えた実験に備えて、後方のスクリーンに蛍光性をもつ結晶の粉を塗った。そのあとクルックス管に電気を通すと、管から放たれた光線が結晶に当たって光を放った。ところが、管を黒いボール紙で覆って可視光と紫外線をすっかり遮っても、結晶は光を放った。レントゲンも知っていたとおり、陰極線は空気中を一〇センチ程度しか進まないので、そのもっと先で蛍光を引き起こした少なくとも直接の原因が陰極線であるはずはなかった。この謎の光線は管とスクリーンのあいだにどんな紙や木材を置いても通り抜けたので、彼はいろいろな物を管の前に置いて、この光線が通り抜けられない物があるかどうかを調べた。あるとき、レントゲンは自分の手の骨の輪郭が壁に映っていることに気がついた。それを機に彼はこの奇妙な現象の研究にとりつかれ、ひとときも休まず研究できるようにと、実験室に移り住んで食事も寝泊まりもそこで行なった。

レントゲンはこの強力な光線の正体がわからなかったので、詳しいことが明らかになったらもっと説明的な名前を考えることにし、数学で未知数を表すXを借りて、とりあえずX線と呼んだ。レントゲンは、真空陰極管に電流を流すと生まれるアーク放電が管内の不活性ガスと相互作用を起こしたときに、X線が管内で発生していることを見いだした。X線が骨などの固体にぶつかった結果として現れるのがX線画像で、密度の高い物質ほど明るく写る。そのため、骨の影のほうが骨をとりまく密度の低い肉の影より明るいのである（一九〇一年、レントゲンはこの発見で第一回ノーベル物理学賞を受賞した）。

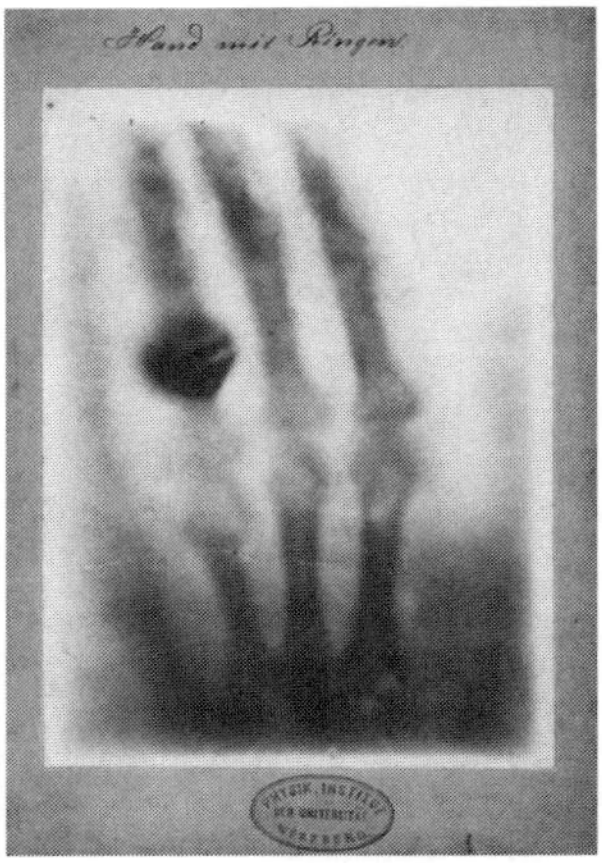

アンナ・ベルタ・レントゲンの左手と結婚指輪。これが世界初のX線写真と考えられている（下のほうの骨は手のひらや甲にあたる部分のもの）。

最初の発見から二週間ほどして、レントゲンは妻のアンナ・ベルタの左手を写真乾板に載せ、結婚指輪も写った最初のX線画像、あるいはレントゲン写真を撮った。妻はこの科学的成果に関心を示すどころか、自分の骨を見て恐れおののき、「死んだときの自分を見た！」と言ったと伝えられている。

一八九五年一二月にレントゲンが『新種の光線について――予備的な報告』と題した論文を発表すると、何人もの科学者がすぐさま、当初はレントゲン線とも呼ばれたこの謎めいた光線の研究に乗り出した。一八九六年の初め、レントゲンの仕事に興味を抱いたアンリ・ベクレルが放射能を偶然発見した（だが放射能とは名付けなかった）。彼は明るい太陽光を必要とする実験の下準備として、レントゲンが使ったのとは違う蛍光物質の結晶を写真乾板で覆い、さらに黒い厚紙で包んで乾板に光が当たらないようにした。ところが、実験できるほど天気の良い日が来る前に、ベクレルは乾板に結晶の画像がすでに写っていることに気がついた。このことが、放射線は自発的に放たれうる、という今では「放射能」と呼ばれている性質の認識につながった。

ベクレルは傑出した科学者一家の血を引いていた。祖父のアントワーヌ・セザールは電気、特に電気化学の分野に進歩をもたらし、父のアレクサンドルは太陽放射と燐光《りんこう》を研究していた。ベクレルは父に倣《なら》って燐光を研究したほか、結晶による光の吸収について研究した。レントゲンによる発見から三カ月と経たないうちに、ベクレルはX線と自然に発せられる燐光とのつながりを探した。彼がウラン塩《えん》（光が当たると燐光を放つ。化学において塩《えん》とは電気的に中性になるようにできた化合物）を不透明な紙で覆った写真乾板の近くに置いたところ、乾板にぼんやりと何かが写った。可視光ではない何かが紙を透過したのだ。そして、さまざまな組成のウラン塩を用いた膨大な数の実験で結果が同じだったことから、ベクレルはこの効果がウラン原子から放たれる光線の性質であると結論付けた。この光線はすぐさまベクレル線と名付けられた。彼はのちに、ウランから放たれるこの光線がX線ではないことを示した。ベクレル線はX線とは違って、電界や磁界によって曲げることができ、または気体に電荷を与えた――イオン化させた――のである。「放射能」の名付け親はマリー・スクウォドフスカ・キュリー（一八六七～一九三四）だ。一八九七年九月、彼女が博士論文のテーマを探していると、パリ市立工業物理化学学校で実験主任を務めていた夫のピエールに、ベクレルによって報告された奇妙な性質を調べてみてはどうかと勧められた。そこで実験してみると、ウランやトリウムを含む鉱物のなかに放射能がウランより強いものがあることがわかった。つまり、もっと強い放射能をもつ何か別の物質が含まれていたのだ。そこで、ピエールとマリーはウラン鉱石の一種からその未知の物質をほんのわずかだが抽出して、「ラジウム」と名付けた（光線という意味のラテン語から）。ラジウムは同じ質量のウランより一〇〇万倍強い放射能をもっていた。マリーはまた、ラジウムが崩壊してできる元素も見つけ、自分の祖国であるポーランドにちなんでポロニウムと名付けた。ウランの鉱石が放つ放射線の大部分はラジウムとポロニウムからである。

マリーは、知られていた放射性元素を組成に含むあらゆる化合物の放射能を調べる過程で、トリウム（北欧の神トールにちなんだ元素名）が放射能をもっていることを明らかにした。さらに、ウランからの放射能の強さを正確に測定できること、そしてウランやトリウムがどんな化合物に含まれていても、放射能の強さは化合物に含まれているウランやトリウムの量に比例することに気がついた。マリーはこれをもとに、物質の放射能は分子に含まれる原子の並びに依存しないという革命的な事実を認識するに至った。一九〇三年、キュリー夫妻は自然放射線の発見に対してベクレルとノーベル物理学賞を分け合った。一九一一年には、ラジウムとポロニウムの分離、およびそれらの化学的性質の研究に対して、マリーが二回めのノーベル賞を今度は化学賞で受賞した（一九三五年には、娘のイレーヌ・ジョリオ＝キュリーとその夫フレデリックが、特定の元素で放射能を人工的に誘発できるという発見に対してノーベル化学賞を共同受賞している）。

ところで、重要な発見をなしたのはキュリー一家やフランス人に限らない。一八九九年から一九〇〇年にかけて、ラジウムを研究していたニュージーランド人のアーネスト・ラザフォード

（一八七一～一九三七）が、モントリオールのマギル大学在職中に、アルファ粒子とベータ粒子を発見した。同じ頃、フランスの物理学者ポール・ヴィラール（一八六〇～一九三四）が別の形態の放射線を発見し、のちに「ガンマ線」と名付けられた。一九一四年、ラザフォードは、ガンマ線はＸ線に似た光の一形態だがＸ線より波長が短く、したがってほかの放射線や粒子より奥まで入り込むことを証明した。

これも一九〇〇年、イギリスの科学者フレデリック・ソディー（一八七七～一九五六）が、放射性元素が自発的に崩壊して同じ元素の変種に変わるという観測結果を得た。彼はのちに、この変種をギリシャ語のiso（同じ）とtopos（場所）からisotope（日本語では「同位体」、「アイソトープ」など）と呼んだ。ソディーはまた、放射性元素には彼が半減期と呼んだ性質があることも発見したほか、崩壊中に放たれるエネルギーの計算にかんする最初の業績を残した。

当初、放射線の危険性は明らかではなかった。二〇世紀の前半、腕時計には暗やみで光るラジウムの文字盤が使われていた。ラジウムの小さな緑色の点は、手が小さくて作業にうってつけの若い女性たちが先の細い筆で塗っていた。彼女たち「ラジウムガール」は、作業台に置かれた液体ラジウムのつぼに筆の先をひたしては、点を小さくきれいな円にするため、筆の先端をなめて細く揃えていた。身体はラジウムをカルシウムだと思って骨にため込むことから、まもなく大勢が口にいちばん近い骨である顎にがんを発症した（ラジウムは骨に吸収されるので骨髄も傷つけ、重度の貧血も引き起こした）。何人もが容貌を崩し、犠牲者も出た。五人の――亡くなる運命にあった――ラジウムガールが雇用主のユナイテッド・ステーツ・ラジウム社を相手取って裁判を起こすと、会社側は受けて立ち、彼女たちは梅毒にかかっているのだと非難した。だが審理が進むにつれ、会社側は長いこと自分たちには放射線から身を守る措置を講じておきながら、従業員には手を尽くして危険性を隠し、筆の先を舌でなめても安全だとさえ告げていたことが明らかになった。この裁判を機に、職業病にかんして従業員が雇用主を訴える権利が確立した。ラジウムはもっと安全なやり方で塗られるようになり、一九六〇年代まで使われ続けた。

マリー・キュリーは放射性物質をいつも保護なしで扱ったほか、放射線技師としても遮蔽のない初期の放射線機器を使って働いており、一九三四年に亡くなった原因はおそらく、放射線によって引き起こされた再生不良性貧血ないし骨髄不全だ。この病気は、ふつうの寿命をまっとうした血球の代わりを骨髄が十分つくれなくなると発症する。実験室にあった彼女の論文や料理の本は今でも放射能が強く、鉛で内張された箱に保管されている。やはり放射性物質を扱ったピエールが放射線の影響に苦しんだかどうかは定かでない。パリで滑って転んだところを馬車に轢《ひ》かれるという事故で一九〇六年に亡くなったからである。

放射線による被害を受けたのが明らかなケースもある。一九八六年、二九人の原子力発電所作業員と消防士が、チェルノブイリの原子炉発電所に突入したことがもとで亡くなった。彼らは炎によるやけどに加えて、マリー・キュリーの比ではない線量を浴びたせいで引き起こされた骨髄不全による貧血により、一カ月もしないうちに非業の死を遂げたのだった（あと二人が爆発で即死した。遺体は回収されていない）。消防士や作業員らは、骨髄不全のほかにも肺、消化管、皮膚に放射線による重度のダメージを負ったほか、熱傷によるけがや爆発のトラウマにも悩まされた。

だが、マリー・キュリーの死や原爆による晩発性の障害といった警鐘が鳴らされても、放射線は無邪気な興味の対象として扱われることが多かった。たとえば、一九二〇年代から、靴屋にはサイズが合っているかどうかを確認できるX線透視装置が置かれるようになった（「ピドスコープ」という商品名のものもあった）。それを試すことは客と連れの家族全員にとってのお楽しみとなり、靴の輪郭に囲まれたつま先の骨を見ては大いに喜んだ。被ばくはふつう一五秒ほど、線量は平均約〇・五ミリシーベルトで、これはアメリカ人が一年で浴びる自然放射線の六分の一ほどにあたる。この装置がそもそも危険なものであることは核兵器誕生後の一九四九年に理解されるようになり、ほとんどが一九五〇年代に姿を消した。

キュリー夫妻によって画期的な発見がなされると、その意味するところの解明が直後の数年で試みられ、それによる成果をもとに発見が相次いだ。一九〇一年、ソディーとラザフォードは放射性トリウムが自発的にラジウムに変わることに気づいた。原子という秩序正しい宇宙のあれこれを発見した、いわば核科学界のマゼランたるラザフォードは、一九〇四年にはアルファ線が実は陽子二個と中性子二個からなる正の電荷をもった重い粒子であることも見いだしている。

一九〇五年から一九一五年までの一〇年間には、原子や素粒子の性質を理解するうえで重要な進展が見られた。ロバート・ミリカン（一八六八～一九五三）は電荷と電子の質量の測り方を示し、ラザフォードは原子の構造にかんする自分の理論を発展させた。ソディーと、ポーランド系アメリカ人のカジミェシュ・ファヤンス（一八八七～一九七五）は、同位体にかんする理論をそれぞれ独立に打ち立て、ファヤンスは加えて放射性崩壊を説明した（七年後の一九一九年にはフランシス・アストン［一八七七〜一九四五］が非放射性の同位体の存在を実証した）。第一次大戦が始まった一九一四年には、H・G・ウェルズが小説『解放された世界』（岩波文庫など）で、一九五六年の核戦争で世界の大都市が破壊される様子を描いている。

一九一九年、ラザフォードは初めて人工的な核反応を成功させた。ある元素の放射性崩壊によって放たれた粒子で別の元素の原子核を変える、というこのプロセスは原子核の「変換」と呼ばれている。ラザフォードは「原子を分割した」として称賛されたが、この業績はウランなどの〝重〟元素（金属の性質をもつもの）で起きる核分裂反応にはほど遠かった。それにしても、あれほどの才能をもちあわせていながら、ラザフォードは核変換がエネルギー源になりうるとは考えなかった。一九三三年、レオ・シラード（一八九八〜一九六四）という、ナチスドイツを逃れてロンドンにいたハンガリー生まれの物理学者が、核変換によるエネルギー生成を初めて理論化し、「中性子によって分裂し、しかも一個の中性子を吸収すると二個の中性子を放つような元素があるなら、その元素が十分たくさん集まると核連鎖反応が持続しうる」と考えた。シラードは核分裂を中性子生成反応の一つとして思い描いたわけではない。そのような反応は当時知られていなかった。

シラードは「核の『変換』を通じた、エネルギー生成などを目的とする核エネルギーの解放」という特許を一九三四年に申請した。翌年にはそれを修正し、ウランと臭素が「中性子により複数個の中性子が放出されうる元素の例」だと付け加えた。彼は特許の内容を秘密扱いにしたいと思ったが、そのためにはイギリスの政府機関に譲渡する必要があることを知り、陸軍省に譲渡を申し出たが断られた。シラードが言われたところによると、「陸軍省のあずかり知る範囲では、この明細を機密にする理由が見当たらない」からだった。だがその数カ月後、海軍省が賢明にもこの特許の譲渡を受け入れた。

一九三八年、リーゼ・マイトナー（一八七八～一九六八）と甥のオットー・フリッシュらが、持続的な連鎖反応においてウランが中性子を捉えて不安定な生成物を形成し、核分裂を経て複数個の中性子を放つことを発見した。オーストリア系ユダヤ人のマイトナーは、ドイツで仕事をしていたのだがナチスを逃れてストックホルムへ避難した人物で、ドイツ人のオットー・ハーン（一八七九～一九六八）が受賞した一九四五年のノーベル化学賞の共同受賞を却下されたのは、彼女の宗教が理由だったとよく言われている。

連鎖反応には二種類ある。一つは原子爆弾や原子力発電のエネルギー源である核分裂で、物質がエネルギーに変換される。原子核がぶつかってきた中性子を吸収して軽いほうと重いほうの二つに分裂し、ガンマ線を発するとともに膨大な量の運動エネルギーを放つ。自然な速さより遅くなってほどよいスピードになった中性子が別の原子核にぶつかると、この反応が持続する。

連鎖反応のもう一つの形態は融合で、二つ以上のものが結合して一つのものをつくる。核物理学でいう核融合とは、二つ以上の元素の原子核が融合して別の元素の原子核をつくると同時にエネルギーを放つような連鎖反応を指す。これは太陽の内部で絶えず起こっているほか、水素爆弾でも起こる。核分裂と核融合の違いは、核融合のほうが連鎖反応を起こすのに必要なエネルギーがひじょうに大きいが、つくり出すエネルギーも途方もなく大きいことで、水素（核融合）爆弾は原子（核分裂）爆弾より大ざっぱに言って一〇〇〇倍強力である。

核分裂の発見が一九三九年一月に発表されると（発見そのものは一九三八年）、J・ロバート・オッペンハイマーはそれを聞いて原子爆弾が実現可能だと理解したが、彼は理解した初めての人物でも唯一の人物でもなく、シラードがすぐさま、中性子によって引き起こされる核分裂を用いて連鎖反応を維持できる可能性を見いだしている。一九三九年、シラードと、イタリアのファシスト党からユダヤ人の妻を守るためにアメリカへ移住していたイタリア生まれのエンリコ・フェルミは、ウランを用いてこのアイデアを証明した。この反応では、一個の中性子と一個の核分裂可能な原子（ウラン235）で核分裂が起こり、複数個の中性子が放たれる。この「過剰」中性子がほかのウラン235原子を分裂させ、核連鎖反応に至る。原子力発電所で実現されているような適切な条件下では、放たれる中性子の密度とスピード、そしてウラン235燃料の濃度を調節することで、反応の速度と程度を制御できる。だが条件によっては反応が勝手に増殖して持続する。これが原子炉の炉心溶融（コアのメルトダウン）や原子爆弾の爆発の原理である。

初めての人工的な持続的核連鎖反応は、一九四二年の終わり頃にフェルミらによって、シカゴ大学のアメリカンフットボールスタジアムの地下にあった実験施設で達成された。そして大規模なチームがロスアラモスに集められる前、原子爆弾製造に向けた最初の仕事がコロンビア大学をはじめとするマンハッタン島の各所で行なわれた。この極秘プロジェクトがマンハッタン計画の名で知られているのはそのためである。

核分裂の発見が発表されたのを受け、シラードは原子爆弾の研究が急務だと考えた。そこで、「中性子の照射により生成される新しい放射性元素の存在の立証と、低速中性子による原子核反応に関連する発見」に対して一九三八年にノーベル物理学賞を受賞したフェルミに、フランクリン・ルーズヴェルト大統領に宛てて自国で製造できることを説明する手紙を書いてくれと持ちかけた。だがフェルミは、自分と妻の亡命者としての立場が危うくなるのを恐れて嫌がった。シラードは大統領に手紙を書けるだけの名声が自分にはないと考え、アルベルト・アインシュタインを巻き込んだ。アインシュタインが――シラードの助けを借りて――書いた一九三九年八月の手紙（六四－六五頁参照）は、アメリカを核兵器開発の道へと進ませた。

二発の原爆

一九四五年八月六日という、核分裂発見の発表から六年半、ニューメキシコ州でのトリニティ実験からわずか二週間後に、広島上空で「リトルボーイ」が爆発した。その三日後、「ファットマン」と名付けられた爆弾が長崎に投下された（下向きの爆風による威力が加わることを狙って、どちらも上空五〇〇～六〇〇メートルで爆発するようセットされていた）。一五万～二四万人が犠牲になり、うち半数はその日のうちに命を落とした。一般に死因の大半が放射線だったと思われているが、それは正しくない。

とりわけ大量に放射線を浴びた人がすぐに息絶えたのは確かだが、原爆の放った放射線が死因

-2-

The United States has only very poor ores of uranium in moderate quantities. There is some good ore in Canada and the former Czechoslovakia, while the most important source of uranium is Belgian Congo.

In view of this situation you may think it desirable to have some permanent contact maintained between the Administration and the group of physicists working on chain reactions in America. One possible way of achieving this might be for you to entrust with this task a person who has your confidence and who could perhaps serve in an inofficial capacity. His task might comprise the following:

a) to approach Government Departments, keep them informed of the further development, and put forward recommendations for Government action, giving particular attention to the problem of securing a supply of uranium ore for the United States;

b) to speed up the experimental work,which is at present being carried on within the limits of the budgets of University laboratories, by providing funds, if such funds be required, through his contacts with private persons who are willing to make contributions for this cause, and perhaps also by obtaining the co-operation of industrial laboratories which have the necessary equipment.

I understand that Germany has actually stopped the sale of uranium from the Czechoslovakian mines which she has taken over. That she should have taken such early action might perhaps be understood on the ground that the son of the German Under-Secretary of State, von Weizsäcker, is attached to the Kaiser-Wilhelm-Institut in Berlin where some of the American work on uranium is now being repeated.

Yours very truly,

A. Einstein

(Albert Einstein)

Albert Einstein
Old Grove Rd.
Nassau Point
Peconic, Long Island

August 2nd, 1939

F.D. Roosevelt,
President of the United States,
White House
Washington, D.C.

Sir:

Some recent work by E.Fermi and L. Szilard, which has been communicated to me in manuscript, leads me to expect that the element uranium may be turned into a new and important source of energy in the immediate future. Certain aspects of the situation which has arisen seem to call for watchfulness and, if necessary, quick action on the part of the Administration. I believe therefore that it is my duty to bring to your attention the following facts and recommendations:

In the course of the last four months it has been made probable - through the work of Joliot in France as well as Fermi and Szilard in America - that it may become possible to set up a nuclear chain reaction in a large mass of uranium,by which vast amounts of power and large quantities of new radium-like elements would be generated. Now it appears almost certain that this could be achieved in the immediate future.

This new phenomenon would also lead to the construction of bombs, and it is conceivable - though much less certain - that extremely powerful bombs of a new type may thus be constructed. A single bomb of this type, carried by boat and exploded in a port, might very well destroy the whole port together with some of the surrounding territory. However, such bombs might very well prove to be too heavy for transportation by air.

だったケースは少なかった。核分裂爆弾の爆発直後に威力をふるうのは、生み出された強烈な熱によるすさまじい火力と、爆弾から広がる強力な衝撃波だ。規模はまるで違うが、ふつうの爆弾と同じ効果である。即死者の死因の六割方がこの衝撃力と火であり（全体としては約九割）、残りのかなりの割合が降ってきたがれきが原因で、放射線は一割ほどと見られている。

ゲイルの友人で世界的な血液学者である日本の医師、朝長万左男《ともながまさお》は、爆弾が投下された日は二歳で、長崎に住んでいた。陸軍航空部隊の軍医だった父親は台湾におり、朝長は爆心地から二・七キロほど離れた日本の典型的な木造住宅に母親と住んでいた。

「家の裏手の小山が猛烈な爆風から私たちを守ってくれました」と彼は二〇一二年四月に著者らへの私信で述べている。

ですが、家が半壊したほか、母の記憶によると、一〇分もしないうちに家に火がつき、二人で近くの神社へ逃げました。あいにく（？）［疑問符は朝長による］、私にはあの原爆の威力にかんする記憶がまったくありません。爆心地から六〇〇メートルのところにあった長崎医科大学は壊滅し、九〇〇名近い教職員、学生、看護師が犠牲になりました。原爆による熱線や爆風の直接体験を被爆者が綴った記録が数千件あるのですが、皮膚の閃光火傷と損傷を受けた皮膚の剝落についての記述が最も多く見受けられます。爆風によって即死したり重傷を負ったりした人のなかには、割れたガラスが飛んできて皮膚に何百カ所と切り傷を負った人もいました。

なんとも恐ろしいかぎりだが、第二次大戦中のドレスデンや東京の空襲で起きたこととそれほど違いはない。しかし、その後についての朝長の記述が核兵器にしかない怖さを伝えている。長崎には原爆の前にふつうの爆弾も落とされており、市民はそれによる身体へのダメージを知っていた。だが、原爆が投下されて数日後に起こったことは、そのときの経験とはまったく違っていた。多数の小さい爆弾ではなく一発の大きな爆弾によって、目には見えない原因によるダメージが遅れて現れることが、核兵器や放射線全般をとりわけ恐ろしいものに感じさせているのかもしれない。

高線量被ばくの最初の徴候は、ご承知のとおり、一～二週間で始まった脱毛です。次いで骨髄不全による重度の下痢が血便を伴って始まり、その次の段階は好中球［感染症と闘う白血球］の著しい減少による感染症が原因の高熱でした。長崎原爆の場合、三万五〇〇〇人が一日と経たないうちに命を落とし、そのほかに三万七〇〇〇人が三カ月以内に亡くなりました。これとほぼ同数の方々が生き延びましたが、三年後に白血病を発症したり、一五～六六年後に（今でも）各種器官の固形がんを発症したりしています。

朝長はその職業人生を原爆被爆の発がんへの長期的な影響にかんする研究に捧げており、長崎大学原爆後障害医療研究施設の施設長を務めた。

一九五〇年の調査では、広島の原爆では一六万人が、長崎の原爆では一二万五〇〇〇人が生き延びたと見積もられている。アメリカ医師会の推定によると、原爆被爆者の四割以上が六七年後の二〇一一年でも生きており、その八割が二〇歳前に放射線を浴びた。死を免れた合わせて約九万三〇〇〇人が生涯にわたって、そして今もなお、詳しい追跡調査を受けている。原爆被爆者が浴びた放射線の量は、標準的な医療処置より少ない程度から骨髄不全を起こすほどまでと幅がある。広島の原爆被爆者の平均線量は二〇〇ミリシーベルトで、これは平均的なアメリカ人の年間線量の約三〇倍にあたる。生涯に浴びる量と比べれば半分ほどだが、七五年以上かけてではなく一瞬にして浴びたのであり、それだけの量が一生かけてふつうに浴びる線量に上乗せされているのだ。運がきわめて悪くもありかつ良くもあった一六〇人もの被爆者が、広島と長崎の両方で原爆投下に居合わせたにもかかわらず命を奪われずに済んだと考えられている。

　白血病は原爆被爆者のあいだで最初に認められた放射線関連のがんだった。広島の医師、山脇《やまわき》卓壮《たくそう》は、一九四〇年代後半に自分の患者に白血病が増えていることに気がついた。そこで診察結果について西洋の同僚に手紙で知らせ、自分の経験を医学文献に発表した。これが大きな関心を呼んで白血病や関連疾患の症例登録制度の発足につながり（日米両政府の出資による原爆傷害調査委員会〔ＡＢＣＣ〕、現在の財団法人放射線影響研究所〔ＲＥＲＦ〕が運営を委託された）、一九五〇年代の前半には白血病リスクの増加にかんする報告が発表されている。

　ＡＢＣＣは原爆被爆者にかんする調査をいくつか立ち上げた。白血病などのがんが増えたかどうかを知るには、原爆による放射線を浴びなかった人（対照集団）のあいだで同じ病気がどれくらい発症するかを知る必要があった。この対照集団には、原爆が爆発したときに市内にいなかった広島と長崎の住民が選ばれた。

原爆被爆者、その子ども、* 運がよかった隣人といった人びとが「寿命調査」（ＬＳＳ＝Life Span Study）の対象となって、がん、心臓病、出生時障害、遺伝性疾患といった健康問題について毎年診断評価を受け続けている。ＬＳＳの一二万人ほどのうち、原爆被爆者集団は約九万三〇〇〇人、残りの約二万七〇〇〇人が原爆の爆発時に広島にも長崎にもいなかった人からなる対照集団である。この調査から得られる情報は対象者以外にとってもたいへん重要だ。なにしろ、人体が高線量をきわめて短時間で浴びた場合の影響について知られていることは、ほとんどがこの調査の結果なのである。得られたデータはガイドラインの策定や、核や放射線が絡む事故による影響の見積もりに使われている。

原爆被爆者のあいだで多くのがんリスクが高まったが、いくつかの理由で白血病は特別だ。放射線によって引き起こされる白血病のリスクには、放射線が絡むほかの大半のがんに比べて大きな違いが二つある。まず、白血病は被ばくによって増える割合がほかのがんと比べて大きい。骨髄内部の細胞は、電離放射線による発がん性の突然変異にとりわけ弱いのである。〝自然発生〟の白血病はほかのがんよりまれなので、認められた白血病は放射線によって引き起こされたものが多いことがわかる。追跡されている約九万三〇〇〇人の原爆被爆者のあいだで、白血病は二〇

＊　監修者注　被爆者の子どもについてはＬＳＳの対象ではなく、別途追跡調査として七万七〇〇〇人が対象とされ、数次にわたる調査が行なわれている。

〇例ほど見られ、うち半数（一〇〇例ほど）が放射線を浴びたことで発症したと推定されている。二〇〇〇ミリシーベルト以上を浴びた七〇〇〇人ほどのあいだで見られた二五例の白血病は、おそらくどれも原爆によるものだ。

白血病にかんする重要な違いには、原爆での放射線被ばくによって引き起こされるほかのがんより早期に発症することも挙げられる。特に子どもにその傾向が強く、被爆時に一〇歳だった子どもは三〇歳だった大人より白血病のリスクが三倍以上高い。原爆被爆者にかんしてはもう一つ顕著なことがあり、線量とがんリスクとの関係がほかのがんのように直線的ではなく、もう少し複雑な数学関数（直線‐二次）になっている。高線量の場合に、リスクを直線的と想定した見積もりより発症が多かったのである。放射線によって引き起こされるほかのがんでは違っており、線量とがんリスクとの関係は直線的だ。

原爆関連の白血病は、放射線の被ばくから二年ほどで見受けられはじめ、六～八年後にピークを迎え、一〇～一五年後に通常の頻度に戻っている。だが最近のデータによると、白血病の近い親戚にあたる骨髄異形成症候群がふつうの白血病よりゆるやかに増えており、六〇年以上が過ぎても原爆被爆者のリスクは高まり続けている。

ひとつ興味深いことに、慢性リンパ球性白血病（ＣＬＬ）という、西欧諸国で最もよく見られる白血病が、原爆被爆者のあいだで認められなかった。ＣＬＬは原爆被爆していない日本人にも見受けられず、このことは二つの重要な帰結を導いている。まず、放射線の被ばくは、集団のなかでふつうに見られるがんのリスクを高めるが、まれか見受けられないがんのリスクは高めない。

そして、ＣＬＬはほかの白血病とは対照的に、「放射線誘発性」がん――放射線によって引き起こされるがん――ではない。この二つめに対して近ごろ、チェルノブイリで被ばくした人のあいだでＣＬＬが増えているという、すっきり納得できるというわけではない主張による異議が唱えられており、今も論争が続いている。

ほかのがんが発症まで何十年とかかっていたのに対し、ほとんどの白血病が原爆による放射線被ばく後にわりと早く発症していたことから、放射線事故後には、被ばくした人のあいだの白血病に注目するとその後の展開を早い段階から予測できると考えられる。

原爆で放射線を浴びたあとの白血病リスクにかんするデータは、放射線とがんリスクとの関係についても多くを教えてくれる。たとえば、日本人はふつう生涯で一〇〇〇人に七人前後が白血病で命を落とすが、原爆被爆者の白血病による死亡率は一〇〇〇人につき一〇人に上がっていた。このケースでは、上乗せされた絶対数は小さいが（一〇〇〇人に三人）、増えた割合としては四割を上回っており、疫学者や統計学者にとってはきわめて大きい。同じ意味で、白血病は放射線を浴びなかった人の死因の一パーセントにすぎないが、原爆被爆者のがんによる死因ということでは一五パーセントほどにのぼる。

こうしたデータは、白血病のようなまれながんのリスクを示すうえで重要なことを伝えている。一〇〇〇人に一〇例だったリスクが二〇例に増えたとしよう。その場合、発がんが一〇〇〇人当たり一〇例増えるとするのも、一〇〇人につき一例増えるとするのも正しい。男性の約四五パーセントが生涯でがんになることをふまえると、一〇〇人の男性のあいだで発がんが四五例から四六例に増えることになる。この増え方をたいていの人は小さいと思うだろう。それに対し、まれに発症するがんのリスクが（一〇〇〇人当たり一〇例だったのが二〇例と）二倍になったという言い方も正しい。発がんが倍増したと聞いたら、たいていの人は怖いと思うだろう。がんリスクの増加は、データの見せ方と受け取られ方しだいで大きくも小さくも映るのだ。

原爆被爆者のあいだでは、被爆しなかった日本人より固形がん――乳がんや肺がんなどのよく見られるがん――も増えた。線量の最も低い部類だった原爆被爆者のなかで、がんで亡くなった約五五〇〇人のうち原爆の放射線が原因と思われるのは四〇〇人ほど（一割未満）にとどまっている。原爆被爆者のあいだで最も多く認められた固形がんは胃がん（日本でたいへんよく見受けられる固形がん）と肺がんで、喫煙者の肺がんリスクはさらに高かった。これも日本でよく見られる肝臓がんは原爆被爆者のあいだで三番めに多く、二〇代で被爆した人のリスクがそれより年齢が高かったり低かったりした人のリスクより高かった。

原爆被爆者の甲状腺がんのリスクには被爆したときの年齢と密接な関係があった。放射線誘発性がんの大半は、原爆被爆時に一〇歳未満だった子どもに認められている。チェルノブイリでも状況は同じで、ヨウ素131による甲状腺がん発症の上乗せ分はほぼすべて、事故発生時に二〇歳未満だった子どもや思春期の若者の分だ。

原爆被爆者のあいだであらゆる種類のがんがどれもこれも増えたというわけではない。なぜか？　考えられる理由はいくつかある。まず、組織や器官が違うと細胞が放射線によるダメージを受けやすいかどうかが変わってくる。がんへの道の典型的な第一歩であるＤＮＡの突然変異も、そうしたダメージの一つだ（DNA以外での遺伝性の変化、いわゆるエピジェネティック〔後成的〕な変化もがんへの道の始まりだとする科学者もいるが、異論が多い）。ほかにも、DNAの突然変異はどの組織や器官でも同じ頻度で起こるが、細胞によって突然変異の修復に得手不得手があることが考えられる。このどちらも影響を及ぼしているのかもしれない。

また、原爆被爆者の数が少なすぎて、まれに発症するがんのわずかな増加が表面化していないことも考えられる。疫学調査でがんの増加が認められなかったからといって、増加がまったくないとは言えないのだが、増加があっても小さいはずだとは言える。

例として骨肉腫を取り上げよう。多くのデータが示しているとおり、六万ミリシーベルトを上回る高線量を手や足といった身体の一部分に浴びるなどすると、骨肉腫が増える。だが、原爆被爆者がそれほどの高線量を全身に浴びていたら即死していたはずで、実際の平均線量は二〇〇ミリシーベルトと、三〇〇分の一だった。このように、骨肉腫が放射線によって誘発されるとわかっていても、原爆被爆者で骨肉腫が増えなかった理由が、線量が少なすぎて骨肉腫が発症しなかったからなのか、それとも原爆被爆者の数が少なすぎて発症リスクが増えたのを検出できなかったからなのか、その両方なのかは判断がつかない。

広島と長崎で原爆投下に遭い、どちらも生き延びた一六〇人のうち、知られていた最後の一人だった山口彊《つとむ》が二〇一〇年一月に胃がんで亡くなった。九三歳だった。彼のがんが原爆放射線の被ばくと関係があったかどうかを知ることは不可能である。

放射線への恐怖心の高まり

一九五四年、世界初の原子力発電所がモスクワ近郊のオブニンスクに開所した。今では世界中で四三〇基を超える原子炉がある。医療における放射線の使用は、単純なX線からCT／PETスキャンへと進歩した。

放射線はどのようないきさつで、ほぼ誰もが感心して体験したがる対象から、ほぼ誰もが恐れて避けたがる対象に変わったのか？　当然ながら単純明快な答えはないし、人はときとして矛盾した行動をとる。たとえば、わが子を電気毛布で寝かせると放射線で白血病になるのではと心配する親御さんが、子どもが倒れたりすると、多くの場合医師の助言に反して、脳腫瘍の可能性を排除するために頭部CTスキャンをやってくれと言い張るかもしれない。頭部CTスキャンを受けると、広島原爆の爆心地から二・五キロ強のところにいた人と同じ線量を頭に浴びることになるのに対し、電気毛布は電離放射線を発しないのだが。同じように、地球温暖化を心配する人のなかには原子力に反対する人が多いが、二酸化炭素を大幅に削減できる現時点で利用可能なエネルギー源は原子力しかない。原子力は本質的な、だが解決可能かもしれない問題を抱えているのだが。

こうした矛盾の背景を理解するには、いくつかの事柄について考えてみるとよさそうだ。レントゲンらによる放射線の発見は地平を大きく広げた。放射線により、物体の中を見たり中の仕組みを観察したりできるようになった。また放射線を医療に活かすことで、骨などの内部構造を見たり、診断を補ったり、命を救ったりできるようになった。のちに開発された放射線療法は、一部のがんでは治癒率が今なお最も高い治療法だ。湿疹《しっしん》や真菌《しんきん》感染のような慢性病の治療のために、ラジウム温泉やラジウム洞窟へ通い続ける人もいる。放射線は一九四〇年代と一九五〇年代には、白癬《はくせん》（訳注　水虫、たむし、しらくもなど）の治療や、肥大した胸腺や扁桃腺の縮小にも用いられた。当時、肥大した胸腺は子どもの上気道感染の再発を引き起こすと（誤って）考えられていた。

放射線への熱狂が冷めはじめたのが具体的にいつかと言うのは難しい。そもそも黎明期から、マリー・キュリーの再生不良性貧血による死や、初期の放射線技師やラジウム文字盤の作業員に見られたがんなど、放射線を浴びすぎると有害かもしれないと思わせる証拠はあった。原子爆弾が日本で爆発したあとに風向きが大きく変わったのは間違いない。一九三〇年代、核兵器開発が現実味を帯びると、シラード、ドイツのヴェルナー・ハイゼンベルク、デンマークのニールス・ボーア、アインシュタインなどの物理学者が、それを実行に移すことの道義にかんして憂慮の声を上げた。だが、ドイツがアメリカより先に原子爆弾を開発するかもしれないという脅威、日本による真珠湾の奇襲、太平洋戦争での大きな犠牲により、そうした憂慮は脇へ追いやられた。

軍や政府が着手した戦略計画は往々にして一人歩きを始め、携わっている者の意向が顧みられなくなる。原爆の開発がひとたび始まったあとには、日本の無条件降伏以外にあの投下を防ぐ手立てはおそらくなかっただろう（この止められない力は、ローランド・ジョフィ監督による一九八九年の映画『シャドー・メーカーズ』で見事に描き出されている）。そして、大方のアメリカ人は太平洋戦争がすみやかに終わるのを見て満足したが、そのわずか数年後には原爆による民間人の死傷者について考え直した。

人類の進歩に寄与するものから脅威へという、放射線に対する見方の移り変わりは、原爆投下直後の米ソ間にあいにく信頼関係がなかったことで加速された。仮に、ソ連にマンハッタン計画の情報へのアクセスが許されていたら、あるいはアメリカのトルーマン大統領とイギリスのチャーチル首相が核関連技術をソ連と共有することで合意していたら、核軍拡競争は始まっただろうか？　という問いへの答えは知る由《よし》もないが、どこかの国が原爆を保有したら自国もと思うのが人の性《さが》だ。確かなことは、核兵器開発をめぐる秘密主義と原子力戦艦・潜水艦のせいで、米英間でも米ソ間でも不信が募って核軍拡がエスカレートし、市民は核兵器政策、とりわけ大気圏内実験にかんして自国政府に根強い不信感を募らせた。この不信感は当然のごとく原子力政策に対する世論に影響を与えた。

政府と産業界による原子力開発の扱い方がまずく、不幸なことに原子力と核兵器の違いがわかりにくくなりはじめた。一九五三年一二月八日、アメリカのアイゼンハワー大統領は、国連総会で行なった『平和のための原子力』という有名な演説で、農業や医療と並んで発電における原子力の平和利用を訴えた。アイゼンハワーは、発電がやがて実に安上がりとなり、電気が無料で供給されるようになりうると予想したが、残念ながらそれは実現していない。原子力は多くの先進国でエネルギー需要のかなりをまかなっているものの、その進捗は困難続きだ。多くの人の目には、一般市民の保護に対する政府の規制当局や産業界の姿勢が不透明に映っている。懸念のなかには正当なものもそうでないものもある。スリーマイル島、チェルノブイリ、福島第一で原発事故が起こったことで、放射線に対する恐怖心は世界中で高まった。

原子力発電と核兵器の違いのわかりにくさは複雑な様相を呈してさえいる。イランと北朝鮮は一九九〇年代前半から、造っているのは原子力発電所だけと言いつつ実は核兵器の製造を目指してウランの濃縮やプルトニウムの生成を行なっている、と非難され続けている。建前上はまっとうな原子力利用と、イランや北朝鮮のような国における核兵器製造という目的とに、多くの人が直接的なつながりを見て取っているのだ。この結びつきからは必然的に、原子力技術が拡散するほど各国の核兵器開発力が高まるのではないかという、ことによるとさらに大きな別の懸念に行き着く。これは現実の問題であり、無視してはならない。

最後に、原子力発電と核兵器がどちらも抱えているのが使用済み核燃料の問題である。テロリストが使用済み核燃料を手に入れて即席の原子爆弾や放射線爆弾を開発することへの懸念は大きい。高速増殖炉の開発が議論されるようになって、この懸念は膨らんでいる。高速増殖炉では兵器に転用可能な物質がこれまで以上にたくさん生み出されるからだ。映画などのメディアで放射線の影響が誇張して描かれているのも一因かもしれないが、原子力発電所が原子爆弾と同じような爆発を起こしうると思っている人は多い。しかしそれはありえない。原子力発電所で爆発が起きているのは確かだが、どれも核爆発ではなく、その影響は核分裂によって引き起こされる爆発の場合とは比べものにならない。チェルノブイリの原子炉の建屋を破壊したのは水蒸気爆発だったし、福島で一部の原子炉の建屋を破壊したのは可燃性のたいへん高い水素ガスの爆発だった。

第3章　放射線の現実

原子番号と同位体

「はじめに」でも紹介したが、私たちの生身の身体は、毎秒数兆の数兆倍回という化学反応で成り立っているものの総体である。化学反応は決まったルールに従うのが原則だが、ときには電離放射線のような何かが反応を変え、反応どうしの相互作用を変え、ひいては身体のふるまいを変えることがある。

必要とされる元素の少なさを思うと、生命の多様さにはなんとも驚かされる。知られている一一八種類の元素のなかで人体に含まれているのは二六種類、そのうち酸素、炭素、水素、窒素、カルシウム、リンというわずか六種類が人体の九九パーセントを構成している（酸素だけで体重の六五パーセント）。

天然で存在する九〇種類ほどの元素には、豊富なものもあれば（銅や鉛など）、ほんのわずかというものもある（フランシウムなど）。残りは通常、実験室や核分裂でしかできない（とはいえ、プルトニウムの最も安定な同位体であるプルトニウム２４４は、わずかながら自然のうちに存在し、かつてもっと豊富にあったことを示しているほか、微量でも自然に存在する同位体があといくつかある）。周期表でタリウム（原子番号八一）より先にあるどの元素にも放射性同位体があり、ポロニウム（原子番号八四）以降の元素の同位体はすべて放射性である。

元素が互いに違うのは、原子核に含まれている陽子の数が違うからだ。どの元素の原子の核にも、正電荷を帯びた陽子と電気的に中性の中性子があり、負電荷を帯びた電子が殻構造をなしている雲で覆われている。元素の原子番号（周期表での位置を定めている）は原子核に含まれる陽子の数を示す。水素は陽子が一個なので原子番号は一、酸素の場合は八個なので八、ウランには九二個あるので九二という具合だ。

原子番号は元素のトレードマークなのである。ところが、陽子の数は同じでも中性子の数が違うという微妙に異なる形態が多くの元素にあって、原子番号は同じでも質量数（陽子と中性子の個数の和）が違っている。元素のこうした異なる形態は「同位体」、放射能をもっていると「放射性同位体」と呼ばれる。たとえば、ヨウ素ならどの同位体も陽子を五三個もっている（だからこそヨウ素なのだ）が、中性子の数にばらつきがある。安定なヨウ素１２７は中性子が七四個なので質量数は１２７、ヨウ素１３１という不安定な同位体は陽子は同じく五三個だが中性子が七八個で質量数は１３１だ。ヨウ素１３１は放射能をもっており、ヨウ素の放射性同位体の一つである。

安定な同位体は、自発的に崩壊して同じ元素の別な形態や違う元素に変わることが決してない。たとえばアルミニウム27がそうした安定な同位体だ。原子のおおよその重さは「ドルトン」（「ダルトン」とも）という単位で表すことができる。名前の由来であるイギリスの化学者で物理学者のジョン・ドルトン（一七六六～一八四四）は原子説の先駆者なのだが、色覚障害にかんする研究にも携わっており、色覚障害をドルトニズムと呼ぶこともある。一ドルトンは陽子ないし中性子約一個分の重さという実に小さい量で、一ポンド（訳注　約四五四グラム）は一〇億ドルトンの一〇億倍の一〇億倍より重い。

一部の元素やその同位体はもとから不安定で、ほとんどが電子、陽電子、アルファ粒子、ガンマ線などを放つ。中性子を自発的に放つ同位体はほとんどない。中性子または陽子が放たれると、原子番号が変わって別の元素になるか、原子番号が変わらなければ同じ元素の別の同位体ができる。たとえば、ウラン238は自発的にアルファ粒子を放ち、それにより原子番号が陽子二個分小さくなってトリウムになるのである。また、アルファ粒子一個分（陽子二個と中性子二個）が失われることから質量数は234に減り、できる元素はトリウム234になる。このプロセスは安定な同位体ができるまで、この例では鉛206ができるまで続く（八七～八八ページを参照）。

錬金術師はかつて鉛を金《きん》に変えることを夢見たが、知られているかぎり誰も成功していない。ところが、近ごろではまさにそれを地で行くように、新元素が手持ちの元素から、具体的には天然の元素に原子や亜原子粒子をぶつけることでつくられている。

アメリカ独立にまつわる興味深い脚注の一つとして、鉛を金に変えようという試みの結末が挙げられるだろう。イギリス王ジョージ三世（一七三八～一八二〇）は在位中に深刻な財政難を抱え、錬金術師に助けを求めた。彼らは宮殿の地下にあった大きな実験室で働き、物質の変成を促そうとおそらくはヒ素を使った。実験室で過ごすのを好んだ国王は運の悪いことに、ヘモグロビンの重要部分がうまくつくられなくなるポルフィリン症という代謝障害を患った。ヒ素は一部のポルフィリン症患者に情緒不安定に陥る発作を引き起こす。そうした発作が彼を〝狂気〟に導き、アメリカの植民地にかんして熟慮を欠いた決断を下させたのかもしれない。

放射性同位体は私たちにとって害にも益にもなりうる。セシウム１３７は腎臓がんや肝臓がんや骨肉腫を引き起こしうるが、がんの放射線治療ではセシウム１３７が治療用装置に組み込まれて使われることがある。炭素１４（主に高度九〇〇〇～一万五〇〇〇メートルの大気圏において、空気中で宇宙線が窒素分子と相互作用することでつくられて、地上に落ちてくる）は、先史時代の生物や樹木の年代測定に使われているほか、糖尿病や貧血や痛風の背後にある代謝異常を明らかにするのにも使える。ヨウ素１３１は、それなりの量が蓄積されると甲状腺がんを引き起こすが、甲状腺がんをはじめとする甲状腺疾患の診断や治療に使うこともできる。

「半減期」の意味

ヨウ素１２７は放射性ではないふつうのヨウ素で、私たちの健康にとって不可欠なものである。不足すると甲状腺の肥大（甲状腺腫）や機能低下を引き起こすことがあり、幼児期に不足するとクレチン症と呼ばれる重度の知的障害を招く。ヨウ素不足は世界で二〇億人を悩ませていると推定されており、知的障害の予防可能な原因の筆頭だ。食事にヨウ素127が十分含まれていない人が多いことから、一九二〇年代からアメリカなどの国でヨウ素127が食塩に添加されるようになった。今日《こんにち》、この慣習は多くの国で義務付けられており、そうした国で〝ヨウ素添加〟塩を買っている人は、自分や家族がヨウ素127を十分摂るようにすることで甲状腺関連の病気を予防していることになる。

そんなヨウ素127とは違い、ヨウ素131は不安定で、自発的に崩壊する。ヨウ素131原子をボウルにいっぱいにして長いこと待っていれば、事実上すべて崩壊してキセノン131になる。だが、ヨウ素131原子がそれぞれいつ崩壊するかを正確に言い当てることはできない。このプロセスはランダム（統計学用語では「確率的」）なのである。予測できるのは、ヨウ素131原子の半数が崩壊してキセノン131になるまでにかかる時間だ。

この時間を「（物理学的）半減期」と言い、ナノ秒単位だったり（たとえばアスタチン213）、一〇〇億の一〇〇億倍年単位だったり（たとえばセレン82）と、どの元素のどの同位体をとっても違う。ヨウ素131の場合は八日ほどで、ヨウ素131原子が最初に一〇〇〇個あったとすると、八日後には五〇〇個になり、そのまた八日後には二五〇個になる。何かが崩壊してできる物質の半減期は短くなると思いたくなるがそうとは限らず、半減期のはるかに長い物質ができる場合もある。

チェルノブイリや福島などにあるものも含めて、原子炉の炉心で何が起こるのかを見てみよう。

燃料棒は主にウラン２３８でできているが、濃縮されたウラン２３５も含まれていて、全重量の四パーセント前後を占めている。ウラン２３５の原子核といった線源から放たれた中性子が別のウラン２３５の原子核に当たると、当たったより多くの中性子が放たれる。それが燃料棒に含まれる別のウラン２３５原子に当たり、と続くのが連鎖反応だ。こうして放たれた中性子のどれかが原子炉内でできるプルトニウム２４０原子に衝突すると、中性子が吸収されて半減期一四年の放射性同位体プルトニウム２４１ができる。だが、この新たにできたプルトニウム２４１原子はすぐさま半減期四三二年のアメリシウム２４１に崩壊しはじめる。そのため、核廃棄物である使用済みの燃料棒からの放射線の一部は、プルトニウム２４１からではなくアメリシウム２４１からのものである。プルトニウム２４１は一四〇年で取るに足らないレベルになるが、アメリシウムは２４１は四三〇〇年以上にわたって放射能をもち続ける。

放射性物質が私たちの身体のような生体に取り込まれると、「生物学的半減期」というまた別の半減期が意味をもってくる。これは身体が物質の半分の量を排泄するのにかかる時間で、物質が放射性か安定性のものかは関係ない。放射性核種が体内に入った場合に浴びる放射線の量（実効線量）には、物理学的半減期とその体外への排泄速度をはじめとする各種要因との入り組んだ相互作用が絡んでくる。

生物学的半減期は複雑で、放射性核種の物理的および化学的な形態など、さまざまな要素によって変わってくる。たとえば、キセノンのような気体は肺に吸い込まれ、血液に溶け、肺から吐き出されると考えられるが、キセノンは六種類ある希ガスの一つであり、体内の化学物質とはめったに反応しないので、害をなさずに通り過ぎていく。それに対し、ストロンチウム９０は身体にとってカルシウムに似ているので、体内の化学物質との相互作用で骨に取り込まれる可能性がある。人体の骨は一般に思われているよりダイナミックで、絶えず新しい骨がつくられたり古い骨が再吸収されたりしているのだが、このプロセスには時間がかかるため、ストロンチウム９０はキセノン１３１よりはるかに長いこと体内にとどまる。

排泄ルートが呼吸、尿、胆汁、便と複数あることも生物学的半減期をややこしくしている。主に尿といっしょに排泄される放射性核種は、腎不全の人の体内には腎臓が正常に機能している人の場合よりずいぶん長くとどまる。つまり、腎臓が正常に機能していた場合に比べて、人体が放射線をより多く浴びることになるのである。また、一部の放射性核種は重金属でもあり、放射線とは関係ない化学的なメカニズムで腎臓に直接ダメージを与える可能性もある。

それに対し、生物学的な排泄によって放射性核種が体内からすみやかに取り除かれるケースがある。たとえば、セシウム１３７はふつうのカリウムに似ているので、一部は汗とともに排泄される。ゴイアニア事故の際、セシウム１３７がよりすみやかに排泄されるよう、被害者をサウナに入れて汗をたくさんかかせてはどうかと提案した科学者がいたが、うまくいくかどうかは定かでない。急性放射線症の治療薬を被害者に投与するという手もあって、放射性核種が効率よく捉まえられて尿といっしょに排泄される。そうした薬剤の一例がバル（ＢＡＬ）とも呼ばれる抗ヒ素剤で、そもそもは第二次大戦の化学戦で使われたルイサイト（ヒ素の一形態）に対する解毒剤としてイギリスで開発されたものだが、のちに鉛やヒ素などの重金属を体内から取り除く手段として使われるようになった。

生物学的な排除と物理学的な崩壊とを組み合わせることで、どちらかだけの場合より放射性核種をすみやかに減らすことができる。ここで私たちの最たる関心事はもちろん、電離放射線と私たちとの、そして私たちが食べる植物や動物との相互作用だ。放射性物質はこの私の体内にどれくらい長くとどまるのか？　その答えは物理学的半減期だけでなく生物学的半減期も加味した実効（有効）半減期にかかっている。物理学的半減期と生物学的半減期は別物なので、放射性核種の放出が及ぼす環境への影響と人間の健康への直接的な影響とでは、懸念がまったく違うこともある。

それでは、放射性核種の物理学的半減期が人間の健康に及ぼしうる影響を読み解いてみよう。生物学的半減期はまったく同じだが物理学的半減期の違う二種類の放射性核種の原子を、誰かがちょうど同じ数だけ吸い込むか摂取するかしたとし、この二つをそれぞれ放射性核種ＡおよびＢとする。Ａの物理学的半減期は一秒、Ｂは四〇〇〇年だ。Ａの場合、ほとんどの放射性崩壊は体内に入ってから一〇秒以内に起こるが、その一〇秒間で崩壊するＢの原子はほとんどないので、短時間で人体に渡るエネルギーはＡに比べてひじょうに少ない。私たちのほとんどが七〇～八〇年しか生きないことをふまえると、体内に入ったほとんどのＢが私たちの生きているうちに健康被害を及ぼすことはない。

と言いたいところだが、これでは物事を単純化しすぎだ。実際には、放射性核種が違えば放たれる放射線が違う。崩壊によってはガンマ線が放たれ、放った原子核からかなりの距離を移動するので、つま先で崩壊した原子からのエネルギーが脳の細胞まで届くこともありうる。それに対し、アルファ粒子が放たれる崩壊の場合、アルファ粒子は電離を比較的密に引き起こすので、体内のとても短い距離のあいだでエネルギーを渡していく。そのため、つま先にある放射性核種から放たれたアルファ粒子は、付近にはダメージを及ぼしうるものの、脳の細胞には影響を及ぼさない。このように、放射性核種を吸い込んだり摂取したりしたことによる健康への影響を検討するときは、物理学的半減期、放射性核種の体内での分布、そして放たれる放射線の種類を考え合わせなければならない。

セシウム137の場合、物理学的半減期は三〇年だが、人体での生物学的半減期は七〇日だ。つまり、私たちが吸い込んだり食べたりしたセシウム137原子のほとんどは、取り込んだ日から七〇〇日、すなわち二年弱で体内からなくなる。なぜか？　セシウム137は人体にとって化学的にカリウムに似ており、ほとんど同じように扱われるので、たやすく吸収されたのち、汗や唾液や尿といっしょにどんどん出ていくからである。ストロンチウム90の場合、物理学的半減期は二九年でセシウム137とほとんど同じだが、ストロンチウムは人体にカルシウムと認識され、簡単には吸収されない。七割は吸収されずに尿や便といっしょにすみやかに排泄され、この分は私たちの健康に何の影響も及ぼさない。だが残りの三割が骨に取り込まれて身体に居座る。ストロンチウム90の生物学的半減期は四九年なので、一歳のときにストロンチウム90をいくらか吸い込んだり食べたりすると、七〇歳になっても体内にはまだ四分の一ほどの数の原子が残っている。蓄積されたストロンチウムは物理学的半減期を二・五回経ているものの、生物学的半減期としては二回分にも達していない。そこへいくと、セシウムは三五〇回分の生物学的半減期を経て、六八年で身体から消え去っている。

放射性崩壊は放射性核種が安定な形態になるまで続く。それまでの道のりは長くうねっており、ウラン２３８の自然な崩壊はたとえば次のような系列をたどる。

□半減期四五億年でアルファ崩壊してトリウム２３４に
□半減期二四日でベータ崩壊してプロトアクチニウム２３４ｍに
□半減期一・二分でベータ崩壊してウラン２３４に
□半減期二四万年でアルファ崩壊してトリウム２３０に
□半減期七・五万年でアルファ崩壊してラジウム２２６に
□半減期一六〇〇年でアルファ崩壊してラドン２２２に
□半減期三・八日でアルファ崩壊してポロニウム２１８に

□半減期三・一分でアルファ崩壊して鉛２１４に
□半減期二七分でベータ崩壊してビスマス２１４に
□半減期二〇分でベータ崩壊してポロニウム２１４に
□半減期一六〇マイクロ秒でアルファ崩壊して鉛２１０に
□半減期二二年でベータ崩壊してビスマス２１０に
□半減期五日でベータ崩壊してポロニウム２１０に
□半減期一四〇日でアルファ崩壊して安定核の鉛２０６に

さらにややこしいことに、放射性核種によってはいくつか違う経路をたどって崩壊していく。たとえば、ビスマス２１２は三分の一ほどがアルファ崩壊してタリウム２０８になり、三分の二ほどはベータ崩壊してポロニウム２１２になる。タリウム２０８とポロニウム２１２はどちらもビスマス２１２の放射性娘核種で、ともにあと一度の崩壊で鉛２０６と同じく安定な鉛２０８になって、それ以上崩壊しない。

ウラン２３８のいつまで続くかわからない行程やビスマス２１２のふるまいからわかるように、崩壊系列はまわりくどく、何百万年あるいは何十億年とかかることもあるが、放射性核種はたいてい最後には二種類の元素のどちらかに落ち着く。想像がつかないほど長い時間が経てば、ほぼすべての放射性核種が鉛かタリウムになるのである。

最後に、複数回の被ばくも話をややこしくする。ここまで取り上げた例はどれも被ばくを一回と想定している。広島や長崎で原子爆弾が爆発したときもそうで、すべてのエネルギーと放射線が爆弾からすぐさま解き放たれた。意外な話だが、原子爆弾が空中で爆発した場合、爆発の高度によっては放射性降下物が真下にほとんど落ちてこない。放出された放射性核種がキノコ雲に吸い上げられ、大気圏の下層（対流圏）に送り込まれるからだ。送り込まれた放射性核種は風に乗り、極地も含めて遠くまで運ばれる。だが、チェルノブイリや福島で起きたような原子力発電所での事故となると、被ばくシナリオは思いのほか違ってずっと複雑になる。放射性核種の一部は発電所周辺の地表に直接降り注ぐし、空気中に放出された放射性核種は、それが粒子かガスか、大きいか小さいかに応じてさまざまな距離の場所に放射性降下物をもたらす。

内分泌系は脳、卵巣、精巣、胃、下垂体、副腎など、実に多くの器官や組織にわたっている。たとえば副腎は腎臓の上にある小さい三角形の腺で、驚いたり興奮したり恐怖を感じたりしたときにアドレナリンを大量放出し、進化的には闘ったり逃げたりするときに有利に働く。内分泌腺はどれも、つくったホルモンを血中や周りの細胞に直接分泌し、管などを通さない。

甲状腺は内分泌系最大級の腺だ。蝶のような形をした塊で、のど仏の下にあり、分泌されるホルモンは生命を維持する化学反応たる代謝を調節する。さしずめ人体の制御パネルと言えよう。甲状腺がこの機能をまっとうできるのはヨウ素127のおかげだ。そういうわけでヨウ素127は人間の健康にとってたいへん重要なのだが、親戚にあたるヨウ素131は脅威になりうる。ガスか粒子として放出されたヨウ素131は風に乗って移動し、肺に吸い込まれる可能性がある。草の上に降ると放牧されている牛に食べられ、子どもの主な食物の一つである牛乳に混ざる。ヨウ素131は、人体に取り込まれると甲状腺に集まる。そのため、汚染された水を飲んだり畑で汚染された葉野菜を食べたりしても集まることになる。甲状腺がふだんからヨウ素127で満たされていないところへヨウ素131にさらされると、甲状腺はこの二種類を区別できないため、吸い込むなり飲むなり食べるなりしたヨウ素131が吸収される。ヨウ素131が放つ電離放射線は甲状腺細胞のDNAに突然変異をもたらし、がんを引き起こしうる。甲状腺がヨウ素131を吸収しないようにする簡単な方法は、甲状腺をふつうのヨウ素でいっぱいにしておくことだ。すると駐車スペースの見つからない車のように、ヨウ素131はほとんどあるいはまったく影響を及ぼさずに身体を通り過ぎていく。ヨウ素を捉える場所が、放射性ではない同位体でどこもかしこも埋まっているからである。

大量のヨウ素１３１にさらされるかもしれない場合、最善の緊急対応は、汚染された地域でとれた牛乳やチーズなどの乳製品や生野菜の消費を避けること、そして非放射性のヨウ素（ヨウ化カリウム）の薬をヨウ素１３１にさらされる前に服用することである。ただし、食べ物にかんしてこうした予防措置が必要なのはヨウ素１３１が放出されてから最初の八〇日（一〇半減期分）だけで、それが過ぎれば放出された事実上すべてのヨウ素１３１が崩壊して安定なキセノン１３１になっている。ヨウ素１３１の放出から一カ月後に放射能をもっていたチーズが三カ月後に放射能を失っていると言われても、理にかなっていないように思えるかもしれないが、そうなのだ。しかしヨウ素１３１の放出が一回で済まずに続いているなら、食べ物にかんする予防措置は延長されなければならない。

安定ヨウ素剤を服用するのは、ヨウ素１３１にさらされるリスクがきわめて高い地域の人（子どもが中心）に限る必要がある。安定ヨウ素剤は健康に悪影響を及ぼすこともあるからだ。ヨウ素アレルギーの人は多いし、甲状腺疾患を患っている人がヨウ素を摂りすぎると病気が悪化するかもしれない。また、特に子どもはヨウ素の摂りすぎで偶発的に中毒になる可能性がある。ヨウ素の摂りすぎによるリスクと不足によるリスクは桁が違うが、摂りすぎは身体に毒であり、人によっては甲状腺が働きすぎになる致命的な病気（甲状腺機能亢進症）にかかることがある。

福島での爆発事故後しばらく、八〇〇〇キロ離れたカリフォルニアでヨウ化カリウム剤が買い占められ、薬局でまず見かけなくなった。これは意味のない用心だった。なにしろ、カリフォルニアの住民が福島で放出されたヨウ素131対策に安定ヨウ素剤を飲んでも、バルセロナで降ったにわか雨対策にレインコートを買うのと同じくらい役に立たない。放射能雲の通り道に居合わせた住民が被ばくした場合の潜在的な悪影響を割り引いて言っているのではなく、放出されたヨウ素131の影響は運と対処時期の両方によって緩和されていくのだ。一九八六年にチェルノブイリの原子炉がメルトダウンして放出されたヨウ素131による住民への影響は、二〇一一年に福島で起きた爆発によって放出されたときとは大きく違う。

福島で事故が起こったときの風は東向き——沖合向き——で、ヨウ素131をほとんど海上へ吹き飛ばした（ゲイルはその後まもなく現地入りしている）。だが、陸地に向かって吹いていたとしても、危険度は一般に想像されるほどは深刻にならなかっただろう。日本人は日頃から魚や海藻（昆布はヨウ化カリウムを多く含んでいる）などからヨウ素をたくさん摂取しており、食事にヨウ素は不足していない。それに、ベラルーシやウクライナやロシアにおいて、農民の食生活はチェルノブイリ事故の前も後も地元でとれた牛乳や乳製品や野菜頼みだったが、それとは対照的に、日本の子どもたちは別の地域から運ばれてきた汚染されていない食べ物を食べた。牛乳は主なヨウ素源の一つで、子どもは大人より牛乳からたくさん栄養を取り込む。この事実は重要で、なぜなら子どものほうが大人より身体の大きさに対して甲状腺が大きく、ヨウ素がより多く集まりがちで、浴びる線量がずいぶん多くなるからだ。幼児ともなると、ヨウ素131による被ばくの影響を大人より五〜三〇倍受けやすくなる。甲状腺がんに見られるリスクの年齢差は、各人ががんになるリスクを見積もるうえで実に重要だ。原爆被爆者やチェルノブイリで被ばくした人のあいだで、がん発症の上乗せ分の大半は被ばく時に二〇歳未満だった子どもや若者の分である。大人は甲状腺がんを引き起こすような放射線の影響に比較的強い。

日本では、きわめて深刻な害の及んだほとんどの地域でヨウ化カリウム剤が効果的に配られ（監修者注　実際には服用の指示は出なかったところが大部分）、住民が避難させられた。福島県によって実施された一〇〇〇人の子どもを対象とした測定では、放射性ヨウ素のレベルはとても低いかまったく認められなかった。日本学術会議では、福島第一での事故によって放出されたヨウ素131を原因とする甲状腺がんは、発症するにしてもかなり少ないと予想している。

福島での事故後の予備的な外部被ばく測定を、本書の執筆時点で一七万五〇〇〇人ほどの日本人が受けており、そのデータは内部被ばくが比較的低レベルであることを示している。それをふまえると、福島での事故による主な健康被害は、地震や津波による途方もない数の人命の喪失や社会的・経済的な混乱に起因する心理的なものになりそうだ。被ばくがとりわけ深刻だった福島県の子どもを対象に、甲状腺疾患への放射線の影響にかんする数十年単位の調査が始まった。これにより、事故発生時に一八歳以下だった子どもや若者が、超音波による甲状腺の検査を二〇歳になるまで二年ごとに、その後は五年ごとに受けることになる。こうした大規模な調査で問題になるのが、被ばくしていない同じ年齢のふつうの子どもにかんするデータがないことだ。この調査では被ばくと関係ない異常がたくさん見つかるだろう。そのなかには生検などの処置を要するものが確実に存在すると思われるが、そうした処置の一部あるいは多くが不要だったり、かえって有害だったりすることがありえる（検査による潜在的なリスクと利益の兼ね合いを探ろうとすると避けられないこの複雑さは、乳がんや前立腺がんの検診に絡んでも現在議論されている)。そのうえ、原爆被爆者の調査とは違って、被ばくしていない子どもからなる対照集団がなく、どのような結論も浴びた線量が少ない子どもと多い子どもの比較としてしか導き出せない。もう一つ、甲状腺がんの早期発見が健康にとって有益であることを示す説得力あるデータがない。

福島での事故後、緊急対応作業員から造血幹細胞を採取して冷凍保存しておき、骨髄で急性放射線症を発症して移植が必要になったときに備えるべきだという提案がなされた。高線量の被ばくが起こる前なら造血幹細胞を集めておける。だが反対する声が上がり、福島では二万人を超える作業員が働いており、誰が偶発的に高線量を浴びるようなことになりうるのか誰にもわからないこと、これほどの人数からの造血幹細胞の採取には大きな健康リスクが伴うこと、採取してもまったく使われない可能性が高いこと、などの理由が挙げられた。こうした見解の相違から日本の専門家のあいだで大きな論争が巻き起こったが、最終的にはゲイルと日本の同僚らが、採取がよくない考えだということを政府や日本学術会議に納得させた(事故後一年以上経った頃の報道によると、事故後の処理に当たっていた作業員の一部が、実際の被ばく量が記録されないようにするために、各自の被ばく量を測る線量計に鉛カバーを付けることを強要されていた。本当だとしたらひどい話だ)。

チェルノブイリでの事故に際しては、たいへんな高線量を浴びて骨髄の損傷に持ちこたえられそうになかった一三名の危機的な患者に対し、ゲイルとロシアの同僚らは移植を決断した。だがそのときでさえ、骨髄以外の組織や細胞の損傷やダメージが複雑だったことから、核関連事故の被害者のあいだで移植が有効なケースはひじょうに限られるという結論に至っている。

福島での事故から数週間のうちに、原子力発電所からの放射性物質にさらされた地区の牛乳で、ヨウ素１３１の量が増えていることが報告された。すぐにも悪影響を及ぼす可能性があったことから、大量の牛乳が廃棄された。

福島での事故から数週間あるいは数カ月間後に検出された放射線の急増については、具体的な危険性を広い視野に立って評価すると理解できる。許容量を超えたヨウ素１３１（三〇〇ベクレル／リットル、あるいは〇・〇〇〇〇八ｐｐｔ［ｐｐｔは一兆分のいくつかを示す］）が東京の水道水から検出された日があったが、住民の内部被ばくは、その水を一日六リットル、一カ月間飲み続けてようやく、東京＝ロサンゼルス航路を飛ぶ乗務員が一年で浴びる外部被ばくと同程度になる。飛行機の乗務員のあいだでがんリスクが高まるという説得力のあるデータはほとんどなく、高まっているとしてもほんのわずかだろう。ただし、女性の乗務員のあいだでは飛行時間のより少ない女性の集団より乳がんの報告件数が多く、論争は続いている。ヨウ素１３１はずいぶん精密に測定できるので、規制当局は許容レベルをｐｐｔ単位で制定できる。測定が難しいほかの物質に対する警戒レベルはｐｐｍ（一〇〇万分のいくつか）やｐｐｂ（一〇億分のいくつか）単位で、ヨウ素１３１の測定は一〇〇〇倍から一〇万倍精度が高い。

放射性物質が海に放出されたあとで福島沿岸の海域でとれた魚は、食べても安全だったのだろうか？　これはもっともな心配で、厳しい制限措置が取られた。実際的な問題は、ふだんより高いレベルの放射線が検出された場合に、食料源が安全かどうかをどう確認すればよいかということだ。この議論を進めるにあたっては、放射性核種で汚染されているかもしれない食べ物を食べることのリスクについて考えるのがいちばんである。

テネシー州オークリッジにあるセネス・オークリッジ社の社長で同社のリスク分析センター長も兼ねるF・オーウェン・ホフマンは、放射線リスク調査の分野における第一人者に数えられ、アメリカ放射線防護測定協議会（NCRP）の特別名誉会員であり、原子放射線による影響に関する国連科学委員会（UNSCEAR）の顧問でもある。「保健当局はあのような状況において、放射線関連の測定値を全面開示しないまま、市場に出回った汚染された食品が〝安全〟か〝安全でない〟かを宣言したくなるものです」と彼は二〇一二年六月に著者らへの私信で述べている。

もう一つのジレンマは、概して［アメリカの］食品安全基準が発がん物質の水準を、晩期発がんの生涯リスクが一〇万分の一から一〇〇万分の一ほどになるように制限していることです。平均的な年齢と性別（そんなものはないのですが）の人にとって、発がん物質にかんするこの基準のリスクレベルに相当するのは全身生涯累積線量にして〇・〇一～〇・一〇ミリシーベルトで、これは放射線関連のどんな健康機関も「安全」だと明示している線量よりはるかに小さい値です。

私たちの身体はある程度の電離放射線に耐えられ、その量はおそらくたいていの人が思うよりも多い。チェルノブイリと福島での事故で、そして一九五〇～六〇年代に行なわれた大気圏内核

放射性核種の放出量の推定値

	ヨウ素131（EBq）*	セシウム137（PBq）†
チェルノブイリ	1.8	80
福島	0.15	13
原子爆弾	675	950

* EBq=エクサベクレル（100京——10の18乗、10億×10億）
† PBq=ペタベクレル（1000兆——10の15乗、100万×10億）

実験で放出されたヨウ素131とセシウム137について考えてみよう。チェルノブイリからは放射性物質が福島より五～一〇倍多く放出されたと推定されているが、この数字に誰もが納得しているわけではなく、現時点ではデータが不十分だ。大気圏内核実験ではチェルノブイリの約二〇〇倍、福島の二〇〇〇倍の放射性物質が放出された（この推定には異論が多く、ここでは予想されている桁の違いを示すために引き合いに出している）。チェルノブイリで放出量が多かった理由はいくつもあるが、なかでもたいていの商用原子炉が備えていて効果のある格納構造がなかったことが大きい。

放射線への被ばくは見かけが当てにならないことがある。すでに指摘したとおり、広島と長崎の原爆被爆者は放射線をほぼすべて一瞬のうちに浴びた。一方、原子力発電所の事故によって放射性核種が環境中にとどまると、付近の住民は引っ越さないかぎり余生を通じて被ばくし続けることになる。

ご承知のように、放射能雲の通り道にいた住民も、放射性核種の濃度や大気がどのような状態だったか、そして放射能雲が通過したときに屋内と屋外のどちらにいたかによって、危険なレベルまで被ばくする可能性がある。そのため、住民を守るための緊急対応はとても重要だ。福島での事故に対する日本政府の対応は、よく練られていたかどうかはともかく、かなり効果的だった。ほとんどの住民に屋内待避が指示されたのち、比較的統制のとれた形で避難が実施されており、一部には安定ヨウ素剤も配られた。とはいえ、運も重要な役割を果たしていたかもしれない。実に幸いだったことに、放出された放射性物質の八割方が沖合への風で太平洋に吹き飛ばされた（これが幸運であって脅威でなかった理由は第8章で説明する）。ところが、独立した立場の事故調査委員会が福島での事故に関連する文書を検証したところ、日本政府と原発にいた関係者と東京電力本社にいた上層部とのあいだでかなりの混乱があったことが明らかになった。さらに、危機管理当局が放射能汚染にかんする重要データの一部を公表あるいは利用しなかったせいで、一部の住民（幸いわずかだった）が汚染レベルの低い地域ではなく高い地域へ避難した。また、高線量地域にずいぶん長くとどまっていた子どももいた。それでも、効果的に計画されていた対応によって、ときに混乱があったにせよ、幸い最終的には住民の保護におおむね成功した。

これとは対照的に、チェルノブイリ事故では風がヨーロッパやスカンジナビアに向かって吹いていたうえ、放出された放射性物質が薄まる広い水域があいだに存在しなかった。また、ソ連のインフラは日本とは違っていた。ソ連当局は、事故のあった原子炉からわずか三キロほどの、高層アパートの建ち並ぶ都市プリピャチの住民約四万人については、すみやかに避難させ、安定ヨウ素剤を配りもした。だが、三〇キロの立ち入り制限区域内に暮らしていた人びととの避難には、コミュニケーションの効率が悪くて手こずった。兵士が何日もかけて一軒一軒をまわり、避難するよう住民を説得していたのである。また、多くの人が自給自足の小さな農場を生活基盤にしていたため、彼らの主な食材だった牛乳や乳製品や地元でとれた野菜は検疫できなかった。
放射能雲はこうした小規模農場の多い田舎の上空を通過した。だが雲の通り道に暮らしていた人にはほかの食料源がなかった。先ほど触れたように、自分で育てたものを食べ、自分が飼っている牛の乳を飲むしかなかったのだ。加えて、インフラが貧弱だったせいで、プリピャチを除く雲の通り道の住民に安定ヨウ素剤を配るのが難しかったりできなかったりした。アメリカでは現在、放射性物質を含むガスが放出された場合に備えて、原発付近の住民は安定ヨウ素剤を常備している。

メディアの視点から見ると、チェルノブイリでのメルトダウンに対する旧ソ連政府の対応は、福島に対する日本政府の対応と比べてお寒いかぎりだった。チェルノブイリ原子力発電所の四号機で爆発が起きたのは一九八六年四月二六日だったが、初めて公式発表があったのは五月一四日で、放射能雲がベラルーシ、ロシア、ウクライナ、そして西ヨーロッパとスカンジナビアのほぼ全域を通り過ぎたあとだった。推定によると、放射性物質の六割がベラルーシの大地と、一家の農場でとれる食べ物に頼って暮らしていた何百万という人に降り注いだ。

少なからぬ数の人が、チェルノブイリの事故で放出された放射性物質が引き起こした病気で何十万人も（最近見かけたオーストラリアのある新聞の記事ではその数一〇〇万とされていた）亡くなっており、大規模な隠蔽が行なわれていると思っている。病気や死の責任を人生の苦難にではなく惨事にかぶせたがる人もいる。だが、世界保健機関による二〇〇六年の報告によると、チエルノブイリからの放射性降下物による汚染が最もひどい地域において、住民のがんによる死者の数は通常と変わりない。とはいえ、安定ヨウ素剤が配られなかったせいで、また、かなりの数の子どもが事故後三カ月間にヨウ素131で汚染された牛乳をそうとは知らずに飲んだせいで、甲状腺がんが六〇〇〇例以上も認められ、UNSCEARによると一五人ほどが亡くなっている。ヨウ素128のような短命の放射性ヨウ素も、セシウム137と同様に甲状腺がんの発症に多少の役割を果たしたかもしれない。しかし、ヨウ素131が単独犯とは言わないまでも大半の原因のようだ。最近の調査によると、甲状腺がんのリスクは事故後二五年経ってもなお高まり続けている。このリスクはこれから数十年のうちに減速に転じるだろう。甲状腺がんは最終的に一万例以上、最大で一万六〇〇〇例にのぼるかもしれないと見積もられている。幸いなことに、ほとんどの甲状腺がんは治っている。

チェルノブイリ事故で放出された放射性物質によって、がんはこれからどれだけ増えるか？ その見積もりは、子どもや思春期の若者のあいだで甲状腺がんが六〇〇〇例、あるいは大人のあいだでほかのがんが数十万例、などさまざまだ。国際がん研究機関による最近の推計では、二〇六五年までにがんが二万五〇〇〇例増えると予想されている。穏やかならぬ数字だが、同じ期間にほかの原因で数億人ががんになると見込まれていることを忘れてはならない。チェルノブイリ絡みのがんの正確な数が明らかになることはないだろう。理由の一つは、発がんやがんによる死者の見積もりに不確定要素がかなり多いからだ。なかでも、極低線量を特に長期間浴びた場合にがんリスクが増えるかどうかが論争になっていて、扱いが難しい。

課題はほかにもあり、たとえば大半の住民について浴びた線量の正確なところがわかっていない。放射能雲が通り過ぎたときに屋内にいたなら、屋外にいた場合より浴びた線量はずっと少ないのだが、ほとんどの人は放射能雲がいつ通り過ぎたかを知らず、そのときの所在を正確に再現できない。また、汚染された土地からの避難時期がばらけているため、大地や汚染食品から浴びた線量にも大きな違いがある。

また、被ばくした住民の多くがもはやチェルノブイリ周辺に住んでいないという地政学的な現実がある。ほかの地に暮らしている人や、国をあとにした人までいて、彼らの追跡はできていない。さらに、チェルノブイリの事故からまもなくソ連が崩壊し、生活はともかく生活様式が総じて悪化する方向へと変わった。たとえば、喫煙や飲酒が増えて、平均余命が著しく下がった。どちらの習慣も放射線の被ばくとは独立にがんリスクの増加と相関がある。がんの発生率なり有病率に変化が見られても、原因の切り分けはよく言っても難しいだろう。チェルノブイリ事故による健康への影響は、六〇万人ほどの処理作業員（「リクビダートル（清算人）」と呼ばれていた）のほかには、それなりに見積もることさえ不可能だと考えている科学者が多い。

前章でも述べたように、一生のうちにがんになるリスクは女性で約三八パーセント、男性で約四五パーセントだ。女性で三人に一人ほど、男性で半数近くが一生のうちにがんになるのである。チェルノブイリ絡みでがんがたとえば一〇万人増えたとしても、がんリスク全体に対する増加分は〇・一パーセントにも満たない。このことをふまえると、チェルノブイリ事故による後年の影響にかんして議論が絶えないのもうなずける。もう一つ、原爆被爆時の放射線が原因と見られるがんのほとんど（すべての死因中の約八パーセント）が何十年も経ってから認められたのに対し、チェルノブイリで事故が起きてまだ二五年ほどであることを指摘しておきたい。これは白血病と甲状腺がんを除く放射線誘発性がんを語るうえではたいへん短い。

電離放射線の危険性が広く理解されていなかったため、チェルノブイリ事故後に旧ソ連やヨーロッパで中絶が一〇万件行なわれたと推定されている。医師も母親も、放射性降下物により胎児に出生時障害のリスクがあると考えたのだ。こうした中絶は不要だった。日本では、三〇〇〇人ほどの妊婦が原爆で高線量を浴びたが、出生時障害をもって生まれた子どもは三〇人にとどまっており、障害のあった子どもは全員、原爆爆発時に第二トリメスター（訳注　欧米では妊娠一三～二四週をこう呼ぶ）の胎児だった。第二トリメスターは神経細胞が胚での位置から移動する大事な時期で、放射線の被ばくは正常な移動を何らかの形で妨げるようである。つまり、ベラルーシ、ロシア、ウクライナ、ヨーロッパにいてチェルノブイリ事故が原因の放射線を浴びた誰よりも、はるかにたくさん原爆からの放射線を浴びた胎児のうち、三分の二以上が影響を受けなかったのだ。このことからすると、妊娠中だった女性の胎児はチェルノブイリからの放射性降下物による傷害を受けなかったと言える（消防士や救助隊員、後始末に携わった数十万にのぼるリクビダートルのなかに妊婦はいなかった）。

出生時障害は、わかりにくくて見極めがたいへん難しいものも含め、〝ふつうの〟アメリカ人のあいだで子どもの最大一〇パーセントに見られる。そのため、ウクライナに暮らしていた誰かに出生時障害をもつ子どもが生まれたからといって、その原因がチェルノブイリから放出された放射性物質とは必ずしも言えない。そのうえ（第5章で詳しく説明するが）、放射線によって誘発される遺伝子絡みの異常が被ばくした親から子どもに伝わらないことは、放射線を浴びた日本人の母親とその子どもにかんする調査で明らかになっている。

チェルノブイリではほぼ完全なメルトダウンが起こり、炉心にあったほとんどの核分裂生成物が放出された。核燃料は連鎖反応が続いている状態ですっかりむき出しになり、ホウ素を含む中性子吸収物質（多くの中性子を吸収して連鎖反応を止めることから、英語では「中性子毒」と呼ばれている）がヘリコプターから投下された。一一日にわたる作業ののち、さらなる放出のリスクはおおむねなくなったが、その頃には当然のごとく甚大な被害が及んでいた。本書の執筆時点で、福島では事故のあった原子炉に完全にはアクセスできていない。破滅的な損害がこれ以上ないと想定すると（そうと決まっているわけではないが、これ以上ないという確率は時間が経つほど高まる）、重大な出来事が再び起こる危険性は下がりつつある。とはいえ、原子炉を廃炉にするには数十年かかる。安全上の理由から、そして廃炉にするために必要な技術が今すべて揃っているわけではないからだ。作業をゆっくり進めて、短命な部類の放射性核種がある程度崩壊するのを待つという考え方もある。

核兵器の大気圏内実験による放射性降下物の影響

一九五一年から一九六二年中頃まで、ネバダ核実験場で行なわれた大気圏内核兵器実験によって、大量のヨウ素131がアメリカなどの環境中にまき散らされた。一九六三年の部分的核実験禁止条約の締結後は、地下核実験でさらに放出されている。アメリカ国立がん研究所（NCI）は、実験が行なわれていた期間にアメリカ本土で約一億七〇〇〇万人のアメリカ人がさらされたヨウ素131の量を分析した。NCIが得た甲状腺がんにかんする知見は重要だ。核実験で放たれたヨウ素131によって甲状腺がんになるリスクは、さらされたときに何歳だったか、どこに住んでいたか、そしておそらくなにより重要なことに、どのような牛乳をどれくらい飲んだかによって違っていた。飼っていた牛や山羊の乳を八オンス（約二四〇cc）のコップ一〜三杯飲むと、市販の牛乳を同じだけ飲んだ場合より六〜一六倍多くのヨウ素131にさらされた（含まれるヨウ素131は山羊の乳にいちばん多い。これも放射能が絡むと結果がばらつくという一例である）。一方、生後一歳まで母乳で育てられた子どもは、市販の牛乳を飲んだ子どもより甲状腺に浴びた線量が約三割少なかった。放射線によって誘発される甲状腺がんのリスクが最も高かったのは、核実験の時代に二〇歳に達していなかった若者だった。子どもの甲状腺には大人よりヨウ素131が蓄積し、そのため甲状腺に対する線量が多くなるからである。女性は同じ地域に暮らす男性より甲状腺がんになる確率が三倍高かった。アメリカでは毎年約五万例の甲状腺がんが新たに見つかっており、患者は主に二五〜六五歳の女性である。大半は治療によって治り、死者は毎年約一五〇〇人にとどまっている。

放射線による甲状腺への長期的な影響が理解される前、一九四〇年代と一九五〇年代にイスラエルへ移住した子どもたちは、白癬《はくせん》の治療に外部X線照射を受けた。これにより、数十年後に甲状腺がんや脳腫瘍のリスクが高まった。また、一九四〇年代と一九五〇年代に胸腺の肥大（感染症の増加の原因だと誤って考えられていた）や扁桃腺の肥大に対して同じような外部照射を受けたアメリカの子どものなかでも、甲状腺がんが発症した。ホジキンリンパ腫の治療で、あるいは骨髄移植の準備で外部照射を受けて、甲状腺がんが後年に発症することもある。

ヨウ素131は甲状腺に集まるとこれだけ危険であるにもかかわらず、意図的にたくさん取り込むことが有益な場合がある。放射能をもつヨウ素123やヨウ素131は、甲状腺の働きすぎや働かなさすぎ（甲状腺機能亢進／低下症）といった甲状腺異常を診断したり、甲状腺結節の代謝が活発かどうか（ヨウ素が集まっているかどうか）を見極めたりするのに用いられる。ヨウ素131を取り込む結節（ホット結節）はそうではないコールド結節よりがんである確率が低い。ヨウ素131が広い範囲で大量に取り込まれたら、それは典型的な亢進症と言える。その甲状腺結節ががんだと（通常は針生検の結果で）わかると、転移がなければまずは手術である。ヨウ素131をきわめて大量に投与して甲状腺がん細胞を選択的に殺すこともある。

ヨウ素131は放射線誘発性がんの興味深いパラドックスを見せてくれる。多いほど悪いとはかぎらないのだ。少量だとここまで紹介したいくつかの状況で甲状腺がんを引き起こすが、きわめて大量では甲状腺がんがめったに発症しない。なぜか？　そして、このことは直線しきい値なし仮説とどうつじつまが合っているのか？　一見矛盾して見えるのは、ヨウ素131をきわめて大量に投与すると正常な甲状腺細胞が殺され、死んだ細胞はがん化しえないのに対し、低線量の被ばくは、ふつうのがん細胞が生き延びてがん化するような突然変異をＤＮＡに引き起こしうるからだ。そのため、ヨウ素131の投与はきわめて少量（甲状腺による摂取の診断や全体のスキャンのため）か、きわめて大量（甲状腺がんの治療のため）であることはあっても、そのあいだというのはまれである。

電離放射線を浴びた人が、他人を汚染するのではないかと恐れられて差別の対象になることがある。一九四五年の原子爆弾の爆発を生き延びた日本の「ヒバクシャ」のなかには、自分や家族が差別されるのを恐れて身の上を明かしたがらない人がいる。ヒバクシャの子は親が放射線を浴びたという理由で結婚相手を見つけるのが大変だったかもしれない。ゴイアニア事故のときは、海軍病院に入院中の家族や友人と面会するため数週間後に車でリオを訪れた人が露骨な差別を受けた。車のライセンスプレートでどこから来たのかがわかったうえに、リオの一部の住民が面会者によってゴイアニアから放射性物質が持ち込まれるのを恐れたせいで、フロントガラスに帰れと張り紙されたり、車が荒らされたケースも何件かあった。チェルノブイリで後始末に従事した作業員たちは、中央政府から特別な保障が与えられたし、今も同胞から称賛されているのだが。

放射線を浴びた人に対するこうした恐怖心は、中世の、そして今なお残るハンセン病患者への恐怖心を思い起こさせる。ハンセン病の原因は細菌であり、生涯の伴侶からでもないかぎり他人から〝うつされ〟にくいことはよく知られているが、治っても差別を恐れて〝コロニー〟に残ることを選ぶ患者もいる。ハンセン病患者を怖がるのはとうの昔の話だと言うなら、ＡＩＤＳ流行の初期を思い出してみるといい。科学を無視すると非合理的なふるまいに走って他人を傷つけ、ひいてはみずからを傷つけることになりうる、というのが教訓だ。

被ばくした可能性のある人に対するがん検診や放射性物質のスクリーニングを政府が支援すべきだという意見があるが、これまでの経験からすると、そうした措置が必要だったり望ましかったりするとはかぎらず、あらぬ結果をもたらすことがありうる。一九九一年にソ連が崩壊したとき、一〇〇万人を超える移民がイスラエルに移住し、なかにはチェルノブイリからの放射能雲で被害を受けた地域からの人もいた。イスラエル保健省では、そうした移民からがんを見つけるために特別な病院を用意するかどうかが議論になった。ある段階でゲイルに意見が求められた。潜在的ながんの早期発見は利益になるのだろうか？

このような検診を実施する価値があるかどうかを判断するうえで、いくつか大事な検討事項がある。まず、被ばくした人のあいだで今後がんが大幅に増えるか？　次に、早期発見が利益になるか？（往々にして、答えは想像されるほどはっきりしていない。たとえば前節でも触れたが、前立腺がんや乳がんの早期発見にかんして論争が続いている。第6章も参照）そして、検診を受けた人にどんな悪影響が及びうるか？　もっともな話として、検診を受けたことで、自分は放射線誘発性のがんを発症しているのではという不安をかきたてられたりしないか？　実際には発症していなくても。そうした恐怖心が強ければ、早期発見による潜在的な利益を考えても、不利益のほうが大きいことがあるかもしれない。合理的な判断だと思うが、イスラエルは旧ソ連からの移民に対する検診を実施しないことにした。

チェルノブイリ関連の後遺症

チェルノブイリ原子力発電所で事故が発生してからもう二五年以上が経つ。本書ではここまで、事故対応に当たった施設労働者や救助隊員の急性高線量被ばくによるさまざまな健康被害と、ヨウ素131にさらされた子どものあいだで発症した甲状腺がんを取り上げてきた。

ここからは、放射性物質放出の抑制、周辺地域の後始末や除染、四号機の残骸が現在封じ込められているコンクリート石棺の建設に当たった、五六万人前後のリクビダートルたちについて検討しよう。国連や国際がん研究機関をはじめとする国立／国際機関が、彼らのがんリスクの調査に資金援助をしている。そうした調査では二五年にわたって彼らの健康状態を追跡しようと努めてきたが、前節でも触れたとおり、数々の理由で困難に直面してきた。

簡単にまとめると、まずソ連が崩壊したため、調査機関は複数の国とその保健担当省庁と連携しなければならなかった。次に、多くの作業員について被ばくにかんする正確なデータが不足していた。三つめに、多くが職を解かれ、追跡できなくなった。四つめに、質の高いがん登録制度が事故前はともかく事故後にさえなく、ほとんどのがんについて事故前の自然発生率の確かなところがわからなかった。

制約はほかにもあるが、それでもチェルノブイリ事故による放射線関連の健康への影響を定量化することは、いくつかの理由で重要だ。先に取り上げたように、電離放射線の人体への影響にかんする主なデータ源は原爆被爆者や医療処置を受けた患者である。しかし、こうした人が高線量を浴びたのは一瞬のことであり、チェルノブイリのデータはもっと低線量を長期にわたって浴びた場合の健康への影響を明らかにできるかもしれない。

チェルノブイリ事故の放射線による後遺症でなにより際立っているのが、前節でも紹介したとおり、子どもや思春期の若者のあいだの六〇〇〇例を超える甲状腺がんで、主に食物連鎖を通じて大量のヨウ素１３１を摂取したことが原因である。

では、ほかのがんについてはどうか？　状況はこれほどはっきりしていない。白血病やリンパ腫（リンパ節のがん）のような血液がんと多発性骨髄腫（骨髄のがんの一種）の発生率がリクビダートルのあいだで増えたという報告がいくつかある。幸い、増え方は小さく、この知見が有効かどうかが議論されている。とはいえ総じて、浴びた線量とこうした血液がんの発生率増加との関係は、原爆被爆者から得られたデータと矛盾していない。それでも、チェルノブイリでリクビダートルが浴びた線量は広島や長崎の被爆者に比べてずっと少ないので、発がん数の上乗せ分はずいぶん少ない。これは、避難したり引っ越したりした二〇万人前後や、ウクライナ、ロシア、ベラルーシの汚染地域に今も暮らしている住民など、浴びた線量がリクビダートルより概してはるかに少ない大勢の被ばく者にとって朗報だ。白血病が増えはしたが増え方が小さかったことも、これから数十年で固形がんの増加が比較的少ないことが予想されるという意味で朗報である。子どもや思春期の若者の甲状腺がんを除き、チェルノブイリ事故による発がんのわずかな増加は検出されないかもしれず、発がんの自然リスクに対する上乗せ分は一パーセントにも満たないだろう。

このことを理解する（そして信じる）ためには、住民が浴びた線量と私たちがふつうに浴びている線量を比べる必要がある。アメリカ人は毎年約六・二ミリシーベルトを浴びるので、二〇年では約一二五ミリシーベルトになる。チェルノブイリの被害者のうち、五六万人前後のリクビダートルが浴びた線量は平均一〇〇～二〇〇ミリシーベルトで、たいていのアメリカ人が二〇年かけて浴びる量とおおよそ同じだ。避難した住民の場合は三〇～五〇ミリシーベルトで、これはアメリカ人が二〇年で浴びる線量のだいたい四分の一から半分にあたる。高汚染地域に暮らす二五万人の住民の線量は約五〇ミリシーベルト、低汚染地域に暮らす住民五〇〇万人の場合は一〇～二〇ミリシーベルトである。こうしたチェルノブイリ関連の線量データから、がんが大幅に増えることはなさそうだと合理的にはっきりと言える。

次に、後年の健康への悪影響について、チェルノブイリ事故と広島や長崎の原爆を比べてみよう。前章で紹介したとおり、原爆による健康への影響を調査するため日米が共同で設立した機関がデータを集めはじめたのは一九五〇年なので、それより前の状況については正確なデータがない。しかし、一九五〇年から、あるいはそれより前から、白血病による死者が劇的に増えはじめた。増加は続いたが、原爆投下から一〇～一五年で上乗せ分は減りはじめ、やがて自然レベルになった。

これとは大きく異なり、胃、肺、肝臓、大腸、乳房、胆嚢《たんのう》、食道、膀胱《ぼうこう》、卵巣などのがんの増加はそれから数十年にわたってゆっくり続き、一生を通じて高いままだった。上乗せ分の多さは推定された放射線被ばく量に比例している。興味深いことに、がんならどれも増えたというわけではなく、直腸、膵臓《すいぞう》、子宮、前立腺、腎臓などのがんについては検出できるほどの上乗せはなかった。がんの種類によって放射線による誘発されやすさに違いがあるのだろうか？　それとも、ＬＳＳのサンプル数では少なすぎて、がんによっては増加を検出できないのだろうか？　その答えはわかっておらず、検出できない理由の説明としてはどちらも成り立つ。放射線関連のがんリスクは、浴びたときの年齢が若いほど高かった。原爆被爆者のあいだでは心臓病、肺疾患、消化器系の病気で亡くなるリスクも高まったが、こちらの増加が放射線を浴びたことによるものなのかは不明である。

これだけしっかりした科学的データがあるのに、新聞や雑誌ばかりか書籍にさえも、チェルノブイリのせいだとする出生時障害をもつ子どもの話が相変わらず書かれており、頭が三つあるという牛の記事を見かけたこともある。そうした主張は事実無根だ。

急性放射線症の新たな治療法

チェルノブイリ事故では、被害者の一部に対する急性放射線症治療に医療の進歩が貢献した。ゲイルがモスクワに駆けつけ、消防士などの事故被害者の治療を支援しはじめてすぐ、ゲイルのＵＣＬＡの同僚で、分子クローニングされた顆粒球マクロファージ‐コロニー刺激因子（ＧＭ‐ＣＳＦ、翌年ゴイアニアで使われた）の開発に携わっていたデイヴィッド・ゴールディが、まだ実験段階だったこの薬が被害者の骨髄再生を早めるのに役立つかもしれないと勧めてきた。急いで研究を進める時間的余裕がもしあったなら、これこそその対象薬だった。被害者の何人かは、骨髄がすみやかに回復しないかぎり感染症や出血で亡くなる運命にあった。ゲイルがソ連でいっしょに働いたアンドレイ・ヴォロビヨフ医師は、最も望みが高いのがGM-CSFだという意見に同意した。二人はまずその薬を手に入れにかかった。ソ連の医療当局から使用許可を取り付けるのはそれからだ。

ゴールディ医師と彼の同僚はGM-CSFの開発において、スイスのバーゼルに本社を置く製薬会社サンド(現在はノバルティス・グループの一部門)の科学者たちと協力していた。ゲイルは面識のあった同社のアンゲーリカ・シュテルン医師に連絡し、移植ドナーのいない放射線病患者数名の治療に足りるだけこの薬をもらえないかと頼んだ。シュテルンとサンドは同意した。これであとは、政府が手を尽くして情報を制限しようとしている危機の真っ最中に、この薬をどうやってソ連に持ち込むかだ。その頃は冷戦のさなかで、秘密主義は当然のことだった。サンドはモスクワへ向かうスイス人ビジネスマンを雇い、ドライアイスの詰まった包みを中身が何かを知らせずに運ばせた。ゲイルとソ連の医療スタッフは手を回して、その包みはチェルノブイリの被害者の治療に当たっている医師が使うためのもので一刻の猶予もない、と空港のセキュリティガードに周知させた。すべてが計画どおりに進んだ。

そのビジネスマンは入国審査と税関をすみやかに通された。そして指示どおり連絡してきた彼からゲイルが包みを受け取り、その足で第六病院へ向かった。第六病院はクレムリンの息がかかっており、意図的に医学の主流からはずされていた。実は生物物理学研究所(現在のブルナシヤン連邦医学物理センター)の関連施設で、長年にわたってソ連の核関連計画絡みの負傷者がすべて収容されていたのだ。同病院を率いていたのは、放射線病治療の専門家であるアンゲリーナ・グスコワと、レオニード・イリインだった。グスコワは若き医師だった頃、イーゴリ・クルチャトフ博士のそばで働いたことがある。クルチャトフはいわばソ連の〝J・ロバート・オッペンハイマー〟と言うべき人物で、一九四九年に同国初の爆発実験に成功した原子爆弾の開発を指揮した人物である（一九五〇年代には同国初の水爆の製造にも貢献したが、一九六〇年に亡くなるまでの数年は核技術の平和利用を説いていた）。

ふたを開けてみれば、薬を国内へ持ち込むよりソ連当局から使用許可を得るほうが難しかった。ゴルバチョフ書記長と党中央委員会の面々は、情報の発表ペースが遅いとして世界中から情報公開《グラスノスチ》の手際の悪さを責められるという悪夢にうなされており、裏目に出るおそれのある微妙なトピックを議題に載せるのを嫌がった。そして、まもなく世界中で治験が始まるとはいえ、事故被害者を実績のない治療法のモルモットにしたと非難されたくないと言って、使用を許可しなかった。

ゲイルとソ連の同僚らはGM‐CSFの投与が危険ではないと合理的に確信していたし、照射を受けたサルなどの動物で骨髄不全がすみやかに改善したことを豊富なデータが示していた。これなら患者を何人か救えるかもしれない。だが、およそ官僚的な体面優先からの却下をどう覆したものだろうか？

ソ連がチェルノブイリの被害者を初めてのGM‐CSF被験者にしたくないなら、私が試そうではないか。ゲイルはソ連の同僚アンドレイ・ヴォロビヨフに、「私がぽっくりいかなかったら、

"初の臨床"というハードルを越えたことになる」と薬の注射を頼んだ。すると、公の呼称が「同志」ではなく「アカデミー会員」という（彼の影響力を物語っている）ソ連医学アカデミー会員で、ゲイルより一世代上だったヴォロビヨフは、すぐさま同意したばかりか、自分にもGM‐CSFを注射してほしいと応じた。その夜、サルのデータをもとに適量を計算すると、二人は互いに注射をした。そして翌朝は八時に病院に出てきて、血液検査で顆粒球の数が増えているかどうかを確かめることにした。増えていたなら、それは薬が放射線被害者に効くかもしれないというサインだ。

病院をあとにしたゲイルは、アメリカ大使のモスクワ公邸であるスパゾハウスへ赴き、アメリカ大使アーサー・ハートマンと夕食をともにした。公邸ではソ連の反体制派が何人か保護を受けていた。米ソが政治的に微妙な関係にあったため、ゲイルはふだんアメリカ政府の役人とは距離を置いており、相手もそうしていた。だが、大使が状況を熱心に知りたがったので、ゲイルは伏せる必要がないと判断したことをハートマンにすべて話した。

宴たけなわの頃、ゲイルは緊急電話に出るように言われて席をはずした。そして受話器の向こうからこう告げられた。「アカデミー会員ヴォロビヨフがたったいま病院に担ぎ込まれました。危篤です」

ゲイルは率直なところとっさに、"彼が死んだら、まずはなんとも残念なことだ。そして、被害者の力になれる機会が流れてしまう"と思った。第六病院に駆けつけて病室に入ってみると、ヴォロビヨフはあおむけに寝ていた。顔面蒼白で、胸の痛みを訴えている。誰もが心臓発作だと思っていたが、心電図と血液検査の結果を見るかぎりどこも悪くない。そこでヴォロビヨフに問診しながら身体を診察した。すると、激しく痛んでいたのは心臓ではなく胸骨だとわかった。研究者がネズミやサルを用いた実験からは知りえないことだったわけだが、この薬が投与されると骨髄内の血管が収縮して顆粒球が血中に絞り出される。骨髄内部には神経末端が多数あり、ヴォロビヨフが身をもって学んだように、このプロセスはたいへんな激痛を伴うことがあるのだ（ゲイルに痛みは訪れなかったが、臨床に用いられて久しい今では、この薬がしばしば胸骨に激痛をもたらすことがよく知られている）。翌朝、ヴォロビヨフの体調はふだんと変わらず、二人は血液サンプルを採った。顆粒球はずいぶん増えていた。

その後、ＧＭ‐ＣＳＦは放射線被害者の治療に有効だと証明され、現在では関連薬とともに、化学療法によって骨髄の働きを抑制されて放射線を浴びた場合と同じような症状を呈した何十万というがん患者に投与されている。また、まれな骨髄の遺伝性疾患をもつ子どもや、がんを患った親族のために造血細胞や骨髄細胞を提供する健常者にも投与される。このアプローチは今や放射線事故被害者に対する標準的な処置である。

ゲイルとソ連の同僚らが治療した患者のなかで、二六歳で事故に遭って生き永らえたアンドレイ・タルモシャンがとりわけ胸の痛むような運命をたどった。彼はあの地獄絵図をなんとかしようと灼熱の原子炉へ突入した消防士の一員だった。放射線で重度のやけどを負ったがやがて治り、家族のもとへと帰った。時は過ぎ、彼にも孫ができた。ゲイルは自分のパソコンにタルモシャンと幼い孫の写真を保存してある。二人は年に数回手紙をやりとりし、それはのちにメールになっても続いていた。

だが危ういところを助かったせいで、タルモシャンには死の影が亡霊のようにつきまとっていた。彼は回復したにもかかわらず、自分はゆくゆくは放射線によって引き起こされるがんで死ぬと（誤った理由で）思い込んでいた。そして酒におぼれたが、それは恐怖心をやわらげるためでもあり、〝ウォッカは放射線から身を守る〟というロシア人のあいだでかなり広まっていたうわさを信じていたからでもあった。彼が放射線誘発性のがんになったのだが、男性なら誰でもそうであるように、がんになる可能性は自然リスクだけですでに四五パーセントほどはあった。二〇一〇年、ゲイルのもとに遅めのクリスマスカードがタルモシャンの娘さんから届き、そこには父が肝硬変で亡くなったと記されていた（おそらく飲酒による）。五〇歳だった。

チェルノブイリと福島の事故比較

商用原子炉のうち、ふつうの水、いわゆる「軽」水を使用するものには基本設計が二種類ある。一つはウランを核分裂させて生成した熱で炉心内部の水を沸騰させるタイプで、「沸騰水型原子炉（ＢＷＲ）」と呼ばれる。もう一つは、水が高圧で炉心に入り、圧力釜の中の水と同じように沸騰を防ぐタイプで、「加圧水型原子炉（ＰＷＲ）」と呼ばれ、超高温に熱せられた水が熱エネルギーを炉心外部の水に伝えて沸騰させる。沸騰水型でも加圧水型でも沸騰した水によって蒸気が生まれ、それでタービン発電機を回して発電する。この点では、石炭を燃やして得られた熱エネルギーで水を沸騰させて蒸気を生む石炭火力発電所や、太陽というまた別の放射線源を使って水を沸騰させる太陽熱発電所と違いはない。水力による発電もいくつかの点で似ているが、タービン発電機を回すのは蒸気ではなく落ちてくる水の力だ。原子力による発電の仕組みに魔法のようなところはとりたててないが、燃料の単位質量当たりのエネルギー量（エネルギー密度）が、ウランやプルトニウムを使う核燃料のほうが石油や石炭などの炭化水素より桁違いに大きい。西側の商用原子炉はほとんどが加圧水型で、原子力潜水艦の原子炉もそうだ。

商用原子炉の一つの重要な要素が「減速材」である。ウランから放たれる中性子はスピードが速すぎて連鎖反応を維持できず、スピードダウンさせるために減速材が必要となる。軽水炉はどれも冷却水を使って、中性子のスピードを連鎖反応が持続するくらいまで落とす。

チェルノブイリの原子炉は「高出力圧力管型原子炉（ＲＢＭＫ）」と呼ばれる初期型で、一部の原子力工学者が設計に欠陥があると考えているしろものだ。ＲＢＭＫは兵器級のプルトニウムの製造に使用でき、冷戦中に開発されたのはそのためかもしれない。このタイプでは、炉心で中性子を減速させて連鎖反応を持続させるのに冷却水ではなく黒鉛の制御棒（黒鉛が中性子吸収材）を使用するが、ＢＷＲと同じく冷却材には水を使う。ＲＢＭＫも冷却材を失えば炉心が過熱する。だが、水が連鎖反応を維持させる減速材にもなっている西側の原子炉とは違い、ＲＢＭＫでは連鎖反応が加速する。減速材である黒鉛がまだそこにあり、中性子を減速しているからだ。ＲＢＭＫにおける冷却材喪失事故は、制御不能の車で運転手がブレーキではなくアクセルを踏んだようなもので、原子炉は急速に制御を失っていく。対照的に、西側の原子炉で水は冷却材であるとともに中性子の減速材でもある。

ＲＢＭＫより設計がよくて新しかった（だが古い）福島第一の原子炉は、ゼネラルエレクトリック社のマークⅠと呼ばれるものである。マークⅠでは水を中性子減速材と冷却材のどちらにも用いる。そのため、福島のような冷却材喪失事故が起きると、冷却材が失われたことで連鎖反応が減速し、原子炉が停止する。これは制御不能になった車でブレーキを踏むことにあたり、車はスピードを落として停まる。福島の場合、原子炉は加速ではなく減速したが、十分ではなかった。

福島の原発に重大な損傷を主として与えたのは地震ではなく津波だったということに大方の専門家が同意しているが、地震による何らかの損傷もあったかもしれない。マークⅠは炉心を冷やすのに水の循環を要する。そのためには電気が必要で、施設内のタービン発電機から直接、あるいは高圧線でつながれた現地の配電網から供給される。これらの電源に障害が発生した場合は、施設内のディーゼル発電機が起動して発電する。

地震は福島第一の発電ばかりか、配電網で結ばれていたほかのすべての発電所でも発電を停止させた。そのためディーゼル発電機が回り出し、冷却水のポンプに電気を供給しはじめた。そこへ最後の一撃が来る。ものすごく高い水の壁のような津波（推定一三メートル強）がディーゼル発電機を水浸しにして、停止させたのである。これで原子炉が危険な状態になった。連鎖反応は止まっていたが、炉が全出力の約七パーセントで運転し続けているかのようにふるまうほどのエネルギーを炉心の核分裂生成物が放ち続けた。この熱を除去するための循環水がなかったので炉は過熱し、水素爆発が起こったのだった。原子炉の設計者や危機管理計画の策定者が、あの高さの津波を想定し、ディーゼル発電機をもっと高いところに設置するなり、津波を阻むためにもっと高い防波堤を築くなり（あるいはこの両方を）すべきだったかどうか、議論が続いている。そもそも原発は海沿いに建てるべきなのだろうか？　世界では多くが川沿いにあって、波は問題にならない。だが、前節でも触れたように、チェルノブイリでの事故後の成り行きに比べると、海は放射性降下物が降り注ぐ先として比較的安全な場所を提供した。

この悲劇について、国会事故調（東京電力福島原子力発電所事故調査委員会）は二〇一二年七月、適切な安全指針と政府の規制が守られていたならばあの惨事は防げたはずだとする報告書をまとめた。同報告書は、惨事の責任の所在を東京電力と政府と規制当局のなれ合いに直接求めている。そしてこの三者が「原子力事故から安全でいるという国民の権利をないがしろにした」と結論付け、東京電力は「規制当局とのなれ合いの関係を利用して規制を骨抜きにした」とした。委員長だった黒川清《くろかわきよし》は同報告書の冒頭で、「これはまったくもって〝人災〟だった――予見して防ぐことができたはずだし、できてしかるべきだった。そして、影響はより効果的な人的対応で軽減できたはずである」（訳注　以上、同報告書の英語版からの引用を訳出）と述べている。こうした結論に誰もが賛同しているわけではない。

原子力による潜在的な利益が損なわれ、市民の安全が軽んじられ、運転の安全性にかんする指針が遵守されていない。このことは、どんなエネルギー源を用いる発電についても言える。しかし、原子力発電所での事故による長期的な影響と代償はほかのどのエネルギー源の場合をも上回っている。あるいは、そのように見える。放射性物質によって汚染された区画の線引きは、国外の石油供給源に依存することの広範な経済的・政治的な影響の定量化や、化石燃料の使用による地球温暖化への影響の定量化よりたやすい。

第４章　放射線とがん

放射線による発がんの仕組み

放射線によってがんが発症する仕組みを予測可能な出来事だけで説明することはできない。遺伝性の要因も一役買っているかもしれないが、予測できないランダムな出来事も大きく影響している。細胞を通り過ぎる電離放射線は分子や原子をイオンに変える。それが細胞核の内部で起こることがあり、さらにその場所が細胞のＤＮＡのどこかということもある。ＤＮＡのほとんどの部分には遺伝暗号がない。それどころかごく最近まで、そうした部分は機能のない遺伝子（「ジャンクＤＮＡ」とも）の集まりであって、間隔を空けているだけだ、遺伝子配列の反復にすぎない、進化の過程でウイルスや細菌などから拾った単なるがらくたである、などと考えられていた。ところが現在、そこには細胞や組織のふるまいに影響を与えうる遺伝子スイッチが少なくとも四〇〇万個あると考えられている。そんなＤＮＡのうち、タンパク質をコードしている遺伝子部分は一パーセントにも満たない。

ＤＮＡは一本のひもで、そこに遺伝子がネックレスの真珠のようについていると考えてみよう。真珠（遺伝子）のないところで電離が起こったら、大きな影響はないかもしれない（ひもが切れたら別だが）。電離が真珠、すなわち遺伝子のあるところで起こっても、大したことが起きない可能性がある。遺伝子はエキソンとイントロンという大事な部分とそうでない部分で構成されているからだ。もう一つ、電離によって遺伝子の大事な部分がひどく損なわれて細胞が死ぬケースが考えられる。細胞にとってはあいにくだが、私たちにはありがたい。なにしろ、死んだ細胞はがんを引き起こさない。ところがきわめてまれに、そしてランダムに、細胞を通り過ぎる放射線が重要な遺伝子配列や調節配列の大事な部分に致命的ではない電離を引き起こし、それだけで、あるいは別の遺伝子絡みだったりエピジェネティック（後成的）だったりする出来事と相まって、がんが発症することがある。そうなるように細胞のＤＮＡが変わるという出来事が「突然変異」だ。ＤＮＡの突然変異はすべてのがん、ないしほぼすべてのがんの背後にある。ＤＮＡに突然変異を起こす要因はほかにもあるが、放射線は重要な要因である。

がんが発生する仕組みをすっかり説明するには、先進の生物学と途方もない桁の数字を持ち出さなければならない。ある物質ががんを引き起こす確率の低さときたら、的の中心に当たったときしか点が入らない想像を絶するほど小さなダーツのレベルだ。細胞は一〇億個で重さ一グラムなので、一キロでは一兆個となる。平均的な五〇歳の欧米人男性の体重はだいたい九〇キロなので、身体には約九〇兆個の細胞があることになる。そのほぼすべてにコイル状に巻かれた長さ三メートル弱のＤＮＡが含まれていて、肉眼ではもちろん、ふつうの顕微鏡でも見えない。この三メートルに二万三〇〇〇個ほどの遺伝子が含まれている。

放射線を浴びると、Ｘ線、ガンマ線、電子、アルファ粒子、中性子などがこの三メートルのコイル状のＤＮＡを通り過ぎる。だがこれらの電磁波や粒子は、ＤＮＡが収まっている細胞核よりきわめて小さい（大きさのないものさえある）。中性子は一〇兆分の一センチほどだ。ダーツの矢の先端は一〇〇〇分の一センチ前後で、これがふつうの野球ボールの大きさだったとすると、細胞の大きさは野球ボールの三兆倍にもなる。この超巨大野球ボールのなかに、きっちり巻かれた水まきホースが入っているところを思い浮かべてみよう。ホースの重要な〝遺伝子〟部分に当たる確率は途方もなく小さい。この放射線ダーツでは、がんを発症させるような変化を引き起こす場所に矢がしっかり当たらないと得点にならない。なのに、それが年に何百万人もの命を奪うほど頻繁に起こっている。

ポロニウム210とラドン222とがん

喫煙ががんを引き起こす仕組みの一つは、放射性物質を肺に送り込むことだ。たばこを吸うと、心臓病、血管系の病気、がん、肺気腫、肺炎という世界の五大死因の危険にさらされる。そのうえ、乳児突然死症候群や早産は喫煙者の子どもに多い。世界では毎年五四〇万人がたばこ関連で亡くなっており、うち一三〇万人が肺がんである。アメリカでは毎年約四四万三〇〇〇人がたばこ絡みの病気で死亡していて、そのうち約五万人が副流煙（訳注　火のついた先端からの煙）の影響で命を奪われた非喫煙者だ（命を奪われた非喫煙者の数は全世界では六〇万人ほどになる）。

喫煙者の寿命は非喫煙者より平均で一三年ほど短い。肺がんによる死亡一〇件のうち八件の原因は喫煙である。にもかかわらず、一三〇年前に誰かの身体に肺がんを見つけた医師は、この症状はきわめてまれで、医学文献に報告するに値しないと考えたようだ。一八八九年までに報告された肺がんは世界中で一四〇件にすぎない。この年に刊行されて以来幅広く用いられている『メルクマニュアル』（日経ＢＰ社）の初版で、喫煙は気管支炎やぜんそくの治療法の選択肢として紹介されていたほどである。それが、一九一二年になって喫煙が肺がんを引き起こすと言われだした。

何が引き金となったのか？　世界保健機関（ＷＨＯ）の国際がん研究機関によると、たばこの煙は約五パーセントのタールと九五パーセントのガスからなっており、化学的に異なる四〇〇〇種以上の化合物が含まれている。そのうち少なくとも六〇種類は動物にがんを引き起こすことが知られており、ヒ素、ベンゼン、ラジウム２２２、トリウムなどの一一種類が人体にがんを引き起こす。ところが、喫煙をことさら不健康なものにしているのは、簡単に言うとたばこの成分ではなくそこに付着したものだ。肥料である。

たばこに限らず多くの植物の栽培に用いられる肥料には化学物質が豊富で、ラジウム２２６やその崩壊生成物であるポロニウム２１０などが含まれている。ウラン２３８が含まれている土壌で栽培されたり、化学物質の豊富な肥料を用いて栽培されたりした植物は、ウラン２３８の核分裂生成物であるラジウム２２６などの放射性核種を吸収し、それが葉に集まる。このことはホウレンソウやブロッコリーにも言える。だが、必ずしも危険とはかぎらない。ポロニウム２１０は四分の三ほどが食べ物から体内に入り、うち五〇〜九〇パーセントは汗や便といっしょに排泄される。しかし、残りは体内にとどまり、血管を通って身体中をめぐる。喫煙者は非喫煙者に比べて血中のポロニウム２１０が三〇パーセント多い。

たばこに火をつけて煙を吸い込むとき、赤々と光る先端の中心温度は八〇〇〜九〇〇℃になる。これによりポロニウム２１０がエアロゾル（訳注　空気中を浮遊する微小な粒子）と化し、気管支樹や肺に直接吸い込まれる。フィルターはほとんど役に立たず、吸い込まれるポロニウム２１０の濃度を五パーセントも下げない。ホウレンソウやブロッコリーなどの葉についたものは、何らかの理由で燻《いぶ》してエアロゾル化させないかぎりは危険でない。それに対し、たばこを吸うことはある意味、小さな核兵器を意図的に肺に吸い込んでいるようなものである。

たばこメーカーは、たばこにポロニウム２１０が含まれていることを一九六〇年代から知っている。

ポロニウム２１０は、体内での居場所が悪いとごくわずかでも命を脅かす（毒性はシアン化物より二五万倍強い）。致死量はわずか〇・一マイクログラム、または一〇〇〇万分の一グラム、あるいは雪片の重さの一〇〇万分の一未満だ。少なくとも一度、殺人兵器として使われたことがある。ウラジーミル・プーチンの権力掌握はＫＧＢの後継機関であるロシアの連邦保安庁（ＦＳＢ）が仕組んだこと、と二冊の著書で糾弾したロンドン在住の元ＦＳＢ職員アレクサンドル・リトビネンコが、二〇〇六年一一月に謎の病気に倒れて三週間後に亡くなった。検屍解剖によってポロニウム210による急性放射線症が明らかになり、ポロニウムの出どころがロシアの原子力発電所であることが突き止められ、それを持ち出してロンドンの寿司屋でリトビネンコの食べ物にこっそりふりかけた二人のFSBエージェントが割り出された。これはある意味で核テロリズムの先駆け、少なくとも核暗殺の走りと言えよう。ポロニウム210が殺人に用いられた事実が確認された初めてのケースであることは間違いない。リトビネンコが亡くなるまで医師らに状況がつかめなかったのは、強力な放射性核種の大半が検出の簡単なガンマ線を放つのだが、ポロニウム210が放つのはアルファ線で、人間の皮膚どころか紙切れさえも貫通できないからだ。そのため、体外で測るタイプの放射線検出器は平常値を示した。だが、アルファ粒子がひとたび体内に入り込めば、細胞は大きく破壊されて死んでしまう。最近では、PLO前議長のヤセル・アラファトもポロニウム210の中毒で死んだのではないかという主張が、証拠はないがなされている。

ポロニウム210はこれほど危険で、喫煙は肺がんを引き起こすのに、なぜ喫煙者の一部しか肺がんにならないのか？　DNAの突然変異のようなまれな出来事がまったくもってランダムだからなのだが、人によっては遺伝要因が影響しているのかもしれない。それでも、肺がんになる確率は肺の細胞を通り過ぎる放射線の量と明らかな関係がある。だからこそ、喫煙量（多いほどポロニウム210からの放射線をたくさん浴びる）と肺がんに相関が認められているのだ。一方、このことは喫煙者が必ず肺がんになるわけではないことも示している。ランダムなのである。そ

損失余命の推定値

喫煙	6年
太りすぎ	2年
アルコール	1年
事故	207日
自然災害	7日
放射線（3 mSv）	15日

れでも、喫煙者は比較対象の非喫煙者より肺がんになるリスクが男性で二〇倍、女性では約一三倍高い。とにかく、吸えば吸うほど肺がんになりやすくなる。喫煙者が肺がんになる原因はほかにもあることを忘れないでほしいが、ポロニウム２１０は重要な原因だ。同じことはおそらく、ラドン２２２にさらされたことによる肺がんについても言える。

ここでダーツのたとえが思い起こされる。細胞を通過する光線や粒子が多いほど、がんを引き起こす突然変異が細胞で起こる確率が高まる。どのがんもそうだが、肺がんもひとたびかかれば命を脅かし、世界中で毎年一〇〇万人以上が命を奪われているほど頻繁に引き起こされている。

ストロンチウム９０と肉腫

人間は自分の五感を信じるものだ。かざした手が火に近づきすぎれば、熱くなって思わず引っ込める。崖のふちから下を覗き込むと尻込みする。放射線の話題が私たちの心をこれほど乱し、相応とは言えない恐怖を催させる理由の一つは、

死亡率10万分の1

喫煙	たばこ14本
食事	ピーナッツバター25カップ
滞在	ニューヨーク市に20日
運転	自動車で約600 km
飛行	飛行機で約40000キロ
カヌー	1時間
被ばく	0.2 mSv

放射線を検知するのに自分の五感に頼れないからである。私たちは放射線を触ったり感じたりできないのはもちろん、見ることもできず（人間には電磁波スペクトルのほとんどの領域が検知できず、可視光域というごく一部が見えるだけだ）、知らないうちに大量に被ばくする可能性がある。また、原子力は化石燃料より危険だと考える人が大勢いる。自動車事故で死ぬより飛行機事故で死ぬのを怖がるのと同じように。だが、平均的なアメリカ人が航空機事故で命を落とす確率が二〇〇万分の一なのに対し、自動車事故で死ぬ確率は八〇〇〇分の一ほどで、絶対数にして年平均で一四〇〇人対三万七〇〇〇人ぐらいになる。それでも多くの人にとっては、自動車事故で死ぬ怖さより航空機事故で死ぬ怖さのほうが二つの点でまさっている。一つは予測可能かどうかで、航空機事故による死はたいてい予測がつかないが、自動車事故での死はランダムではあるものの毎年それなりに予測可能な割合で起こっている。人は予測できないことを嫌う（自分の死を予測しようとする人はまれだが）。もう一つの理由は、一回の事故で亡くなる人の数と関係がある。飛行機が落ちると三〇〇人か

らが一瞬にして死ぬ可能性がある。だが、致命的な自動車事故で死ぬのはたいがい一人か二人だ。一度に大勢死ぬというのは人を不安にさせる。そのため、飛行機での移動を怖がるのに空港までの運転を危険だと思わない人が多い。だが、空港に着いたときにはリスクの大部分がクリアされている。

この例をふまえて、発電における原子力と化石燃料の使用の問題を見てみよう。予測不可能だった原子力関連の死亡事故は一件だけ、原子力発電に絡んで（チェルノブイリで）起こったが、この事故はたいていの人にとって、化石燃料による発電に絡んでもっと多人数だが予測可能な数の死者が出た場合より怖いことだ。むき出しの放射線源の前にそうと知らずに立ったとしても、一〇〇〇～二〇〇〇ミリシーベルト――医療処置を受けないと命を奪われる線量の約三分の一――でも浴びないかぎり、自分が被ばくしていることに気づかないだろう。低線量ともなれば気づくのはふつう不可能だ。ご存じのとおり、アメリカ人は毎年平均して六・二ミリシーベルトを浴びている。一年にその一〇〇倍である六二〇ミリシーベルトを浴びてもまったく気づかないだろうし、この線量を一瞬で浴びたとしても気づくのは無理だろう。つまり、私たちはふだん自分が放射線をどれくらい浴びているのかわからないのである。人体で高線量による悪影響が目に見えてわかるのは皮膚だけだが、皮膚が赤くなる原因は、日光を浴びた、恥ずかしい思いをした、辛いソースを食べすぎた、などいくらでもある。そのため、皮膚の変化は被ばくの尺度として信頼できない。

被ばく量の測定はかくも難しいのだが、一九五九年に実施された興味深い例外がある。セントルイスの医師ルイーズ・ライスは、大気圏内核実験による放射性降下物がアメリカの食品に入り込んで人の骨や歯にたまっていると考え、この仮説を検証するための身体を傷つけない簡単な方法を編み出した。子どもがたいてい捨ててしまう乳歯で放射線の量を測るのだ。科学版「歯の妖精」（訳注　抜けた乳歯を枕の下に入れて寝るとお小遣いやプレゼントに交換してくれる妖精）よろしく、ライスと彼女の同僚らはセントルイスとその周辺の学校、スカウト団、ＹＭＣＡ、教会、シナゴーグを何百と回って乳歯の提供を呼びかけ、子どもに郵送キットを配った。歯を送るとお礼に「I GAVE MY TOOTH TO SCIENCE（自分の歯を科学のために譲りました）」と記されたボタンをもらえた。ライスの自宅には何千何万と歯が送られてきて、女性ボランティアが三〇人も集まってテーブルの上を整理することがしばしばだった。子どもの歯にたまっていたストロンチウム９０にかんする最初のデータは、一九六一年一一月の『サイエンス』誌に発表された。

それからさらに一〇年以上にわたり、ライスと夫のエリック（やはり医師）、それにワシントン大学とセントルイス大学の科学者たちが三二万本ほどの乳歯を集めた。そしてライスと彼女の同僚らは、セントルイスで一九六三年に生まれた子どもの歯には、大気圏内核実験がまだ数回しか行なわれていなかった一九五〇年生まれの子どもの歯より、含まれるストロンチウム９０が五〇倍多いことを示した。ところで、これはどれくらい危険なレベルだったのだろうか？

ストロンチウムの本来の姿は柔らかくて光沢のある銀灰色の金属で、空気に触れるとすぐさま黄色っぽくなる。ストロンチウムはスコットランドのストロンチアン村の鉛鉱山において一七八七年に発見された元素で、地球上で一四番めに豊富だ。花火や発炎筒に赤い閃光をもたらしているほか、世界にはこれを食べ物に添加すると健康にいいと考えている地域がある。たとえば中国では、ストロンチウムの含有量が多い湧き水の瓶詰め業者がラベルでストロンチウム含有だと宣伝する。安定で非放射性のものはストロンチウム８８なのだが、ウラン２３５の原子が核兵器や原子炉で分裂したときには、（二〇〇種類ほどのほかの核分裂生成物とともに）ストロンチウム９０という放射性のものができる。

ストロンチウム９０は、便利でもあり危険でもある。心臓の血管で使われるステント（訳注　人体の管状の部分を内側から広げるための医療機器）では、周辺組織の成長を遅らせ、ステントに入り込んで塞いでしまわないようにするために使われている。また、翼状片の治療にも用いられる。翼状片とは、眼球の白目の部分（強膜）に張り出す組織（結膜）の、がんではない異常増殖のことで、紫外線によって引き起こされる可能性がある。ストロンチウム９０は崩壊するときに大量の熱を生むことから、この熱を電気に変換する装置が、原子炉の長寿命電源や、太陽光発電をしようにも太陽が数カ月も昇らないことのある南極大陸のようなへき地の灯台や、沿岸警備隊の洋上ブイに利用されている。また、太陽電池の寿命以上に航行を続けたり、太陽からはるか遠くまで航行して太陽エネルギーを集められなくなったりする宇宙船でも、電源にストロンチウム９０が使用されている。二〇〇八年に打ち上げられたカッシーニは、土星とその周辺の探査を少なくとも二〇一七年まで続ける予定だ。

放射性物質を載せた機器を宇宙へ送り出すことに懸念をもつ向きもある。ご承知のとおり、宇宙はそもそも放射能をもっており、あらゆる放射線を天然で発生させている究極の線源なのだが。

また、そうした懸念をもつ人はストロンチウム90を載せたロケットが打ち上げの途中で爆発したらどうなるかと問いもする。だが搭載量はごくわずかで、過去に行なわれた大気圏内核実験によって放たれた放射性核種の量とは比べものにならない。また、第8章で取り上げるが、海中には天然や人工の放射性物質が大量に含まれており、微量のストロンチウム90が海水に溶け込んでも取るに足らない。大気圏への再突入についても、ロケットは燃え尽きるか水を満々とたたえる海に落ちるかして、跡形もなく消え去る。

ストロンチウム90は水や乳製品から身体に吸収される。身体はそれをカルシウムだと思って反応するので、尿や便といっしょに排泄されずに残った三割ほどが歯や骨に何十年と居座る。それが骨の内部や周囲にがんを引き起こしうる。

ストロンチウム90の半減期は三〇年近いので、前章でも触れたように、人体に吸収されたストロンチウム90は私たち（とその遺骸）に三〇〇年前後とどまる可能性がある。もっと始末が悪いことに、ストロンチウム90の生物学的半減期は四九年だ。ストロンチウム90を一歳のときに摂取して七〇歳で死んだとすると、身体には当初の量の四分の一ほどがまだ残っている。

一九六三年、エリック・ライス医師がアメリカ上院の委員会で、核兵器の大気圏内実験をやめるという米英ソの条約について、その批准を支援する証言を行なった。アメリカは一九四五年から一九六三年までに大気圏内核実験を二〇六回、ネバダ核実験場と太平洋のマーシャル諸島でほぼ半々に行なっていたほか、ソ連が二一六回、イギリスが西オーストラリアで七回実施していた。ストロンチウム90が子どもの健康に悪影響を与える可能性を示す証拠に突き動かされて、ケネディ大統領は一九六三年八月に部分的核実験停止条約に署名した（フランスはアルジェリアと仏領ポリネシアで核兵器を大気圏内で四九回爆発させており、一九七四年まで大気圏内核実験を続けた。中国は最後の大気圏内核実験を一九八〇年に行なっている）。

それはそうと、あのストロンチウム９０の蓄積は、セントルイスの子どもたちやネバダ核実験場の風下（主に東側）何百キロ何千キロのところに暮らしていた人びとに、実際にはどのような影響を及ぼしたのだろうか？　正確なところについてはまだ論争があるが、どうやら影響は小さかったようだ。それより、ライスのデータは大気圏内核実験停止への貢献というもっと重要な成果をもたらした。

肉腫とは骨、軟骨、筋肉、関節に発症するがんのことで、放射線誘発性ではあるが、放射線はいくつか考えられる原因の一つにすぎない。放射線で誘発される肉腫は、ストロンチウム９０のような、吸い込まれたり摂取されたりすると骨にたまる「向骨性」の放射線核種によって引き起こされる。ほかのがんの治療によく用いられる高線量の外部照射によって発症することもある。放射線によるがんの治療を行なったのち、照射を受けたあたりで一〇～二〇年後に発症した肉腫は、放射線によって引き起こされた可能性が高い。

がんはどれもこれも放射線によって発症するか放射線が発症のきっかけになると思っているのがいちばん間違いがない。これは、疫学調査で影響が認められないからといって、その影響がまったくないとは言えない、という考え方にもとづいている。ただし、種類が違うと電離放射線による誘発性が違う。たとえば、白血病は骨のがんよりはるかに放射線によって引き起こされやすい。ほかの大半はこの両極端のどこか中間に位置する。

一般論を端的に言うと、放射線によって引き起こされるのは集団のなかでふつうに見られる種類のがんだ。第2章でも取り上げたが、慢性リンパ球性白血病は日本人にはまれで、原爆被爆者のあいだでも発生率は増えなかったが、日本人のあいだでよく見受けられるほかの種類の白血病は増えた。甲状腺がんは一般に男性より女性に多く見られ、チェルノブイリ事故による放射線を浴びたなかでも男児より女児に多く見られた。

原爆被爆者のあいだで認められた放射線誘発性の乳がんは、ほとんどが放射線を浴びたときに子どもだった女性の症例だ。同じことは、チェルノブイリ事故後に放射性のヨウ素131にさらされた若者についても言える。いくつかの推定によると、新生児は大人よりヨウ素131による発がんに一〇〜三〇倍弱い。

大事なことなので忘れないでほしいのだが、これらは電離放射線にかんするデータだ。電子レンジや携帯電話が発するような非電離放射線には、がんリスクの増加との説得力ある関連が見いだされていない。それればかりか、非電離放射線によってがんがこうして引き起こされる、という実証済みの生物学的メカニズムはない。携帯電話の使いすぎが脳腫瘍を引き起こすかどうかについて激しい議論が数々闘わされている。だが、携帯電話の利用が急速に広まったにもかかわらず、ここ二〇年で脳腫瘍による死亡件数は増えていない。そうした影響が現れるにはまだ早いのかもしれないと言う科学者もいるが、その可能性は低そうである（この件について詳しくは二三八〜二三九ページを参照）。

皮膚がんと紫外線

メラノーマ（悪性黒色腫）はほかの皮膚がんほど一般的ではないが（全体の五パーセント未満）、皮膚がんによる死因としては七割を占めている。メラノーマは、肌の色を決めるメラニンという黒い色素をつくり出す細胞、メラノサイトのがんだ。メラノサイトは皮膚の中にあるが、実は神経細胞の一形態である。そして、眼の内部や、脳、心臓、骨、粘膜、消化管の被膜の近くにもあるので、メラノーマは皮膚以外でも発症しうる。サンタン、すなわち色が黒くなる日焼けは、UVBに刺激されたメラノサイトがメラニンをつくり、太陽から（日焼けランプからということもあるが）のUVBによるDNAの損傷に対して皮膚の深部を守ろうとした結果である。メラノサイトは、つくったメラニンをケラチノサイトという皮膚細胞に渡す。ケラチノサイトの寿命が約四日と短いのに対し、メラノサイトは長生きで、もしかすると人体といっしょに寿命をまっとうする。日光が当たらなくなるとサンタンは急速に失われる。メラニンを含むケラチノサイトがなくなっていくとともに、なくならないメラノサイトによってつくられるメラニンが減るからだ（ビューーティーサロンで日焼けセッション後にフェイシャルスクラブを避けたいのにはこんな理由がある。というか、どちらも避けたほうがいいかもしれない）。

健康な細胞はどれもそうだが、メラノサイトの成長は絶妙に調節されているので、その数は生涯を通じてわりと一定している。だが、メラノサイト内部のDNAがUVBによって、あるいは環境要因か遺伝要因、またはこの両方の要因によってダメージを受けると、悪影響を受けた細胞の調節が利かなくなることがある。この調節されない細胞の成長ががんの本質であり、この場合はメラノーマになる。メラノーマは四〇歳前では女性に、四〇歳以降では男性に多い。また、ヨーロッパ系の人に、特にケルト系によく見られる。同じ地域に住んでUVBを同じだけ浴びている人びとのなかでは、白人のほうが黒人より一〇～二〇倍多く見られる。これはUVBによる突然変異からメラノサイトを守っているメラニンが黒人のほうに多いからだ。黒人の場合、メラノーマは手のひらや足の裏など皮膚の色が薄いところによく見られる。アジア系の人と、ヨーロッパ系も含めたヒスパニックにはメラノーマがあまり見られないのだが、理由はわかっていない。この違いは興味深い。人は誰でも皮膚にだいたい同じ数のメラノサイトをもっているのに、つくり出すメラニンの量が人種によって違うのである。メラニンの役割はUVBを吸収してDNAでの突然変異を防ぐことなので、UVBがメラノーマを引き起こすという話とつじつまが合う。だがこれでは、色素の沈着がわりと進んだ年配の人のあいだで、男性のメラノーマ発症率が女性よりずっと高いことを説明できない（屋外での仕事が多くてUVBを浴びる量が多いからかもしれない）。また、アジア系の人がメラノーマにかかる割合が黒人やヒスパニックと同じくらい低く、白人のようには高くない理由も、色素の沈着ではあまり説明がつかない。

メラノーマは世界で毎年約二〇万例、オーストラリア、中南米、ニュージーランド、北米の、陽がさんさんと照る地域で主に認められている。世界保健機関の推定によると、世界で毎年約六万五〇〇〇人がメラノーマに関連した病で亡くなっている。

ここ数十年、メラノーマの症例が若い女性で八〇〇パーセント、若い男性で四〇〇パーセントという異常な速さで増えている。日焼けはかつておしゃれだと見なされていなかったのが二〇世紀に入って変わり、今の五〇代、六〇代、七〇代の人が若い頃によく日光浴をした、と言う科学者がいれば、日焼けへの熱狂を巻き起こしたのはココ・シャネルで、肌が真っ白ではないモデルの起用がきっかけだった、とする説もある。ともあれ、それまでずっと農民などの屋外労働者のトレードマークだったサンタンが、いくつかの社会で突如としてファッション性を帯びた（アジア諸国の大半では違う。東京や北京の女性は真夏の晴れた日によく日傘をさし手袋をはめている）。

日差しの強い地域で日焼け止めをしっかり塗っている人はえてして、自分はメラノーマ対策をしていると思っている。ところが、ほかの皮膚がんや肌のダメージに対する予防としては賢明なのだが、生まれてこのかた続けているのでなければあまりメラノーマ対策にはなっていない。一九八五年と一九九二年に行なわれた二つの調査によれば、メラノーマになる確率は概してずいぶん幼い時分に決まる。メラノーマの発生率が低い地域から高い地域（晴れの日がより多い国など）へ引っ越した人は、そこで生まれ育った人よりメラノーマにかかる率が総じて低い。イギリスで生まれ育ってオーストラリアやニュージーランド（国民は主にイギリス系で、遺伝形質が似たものどうしで比較できる）に移り住んだ人は、この二カ国生まれの人に比べてメラノーマによる死亡率が半分ほどだった。例外は移住が一〇歳になる前だった場合で、メラノーマの発生率は現地で生まれ育った人と変わらなかった。後年のメラノーマ発症につながる日光によるダメージに同じように弱かったのである。

一九五〇年代と一九六〇年代に育ったアメリカ人は、きれいに日焼けするいちばんの方法とは、ベビーオイルを塗ってみずからをあぶり焼きにし、紫外線による効果(とダメージ)を強めることだと思うに至った。以来、紫外線への最適な対策は、長袖の服を着てつばの広い帽子をかぶり、肌を直射日光から守ることだと実証されている。日焼け止めは適切に使えば効果的なのだが、『コンシューマーレポート』誌が二〇〇九年に行なった調査によると、アメリカ人の三一パーセントが日焼け止めを使ったことがなく、日頃から使うのは約半数にすぎなかった。アメリカ小児科学会が二〇一二年に調査したところ、日焼け止めを日頃から使っている子どもは二五パーセントしかいない。酸化亜鉛や二酸化チタンといった紫外線散乱剤はUVAやUVBを物理的にブロックするが、塗られているのが一目瞭然だし、厚ぼったいし、べとべとするし、たいていの人にとって美観の点で許せないものだ。紫外線吸収剤は、紫外線を化学的にカットして皮膚の奥まで届く量を減らす。日焼け止めのラベルには2~50以上までのSPF(太陽光線保護指数)値が示されている。SPF15とは、何も塗らずにいるより日焼けするまで一五倍長い時間がかかるという意味だが、この指数は比例的ではない。紫外線の吸収率はSPF2で五〇パーセント、SPF15なら九三パーセント、SPF34は九七パーセントである。

紫外線がこの名で呼ばれるのは、人間の目に紫に見える色に近いからだ。紫外線はほとんどが太陽からだが、日焼けランプやアーク溶接機のような人工の線源もある。波長は可視光より短く(エネルギーが高い)、X線より長い(エネルギーが低い)。紫外線の大部分には電離を引き起こせるほどのエネルギーがなく、そのため非電離放射線に分類されている。ここまで取り上げてきた放射線の各種形態とはそこが大きく違う。だが、原子どうしをつなぎとめている化学結合を変えられるだけのエネルギーをもつ紫外線もあって、このエネルギーががんを引き起こす力のもとになっている（ただし、条件が揃うとまれな高周波紫外線によって電離が起こることがある）。

紫外線は波長の長いほうからＵＶＡ、ＵＶＢ、ＵＶＣの三種類に分類されている。このうち最も多いのがＵＶＡで、肌を突き抜けて細胞やその支持構造たるコラーゲンを変性させ、老化や発がんを招く。ＵＶＢはＵＶＡよりエネルギーが高くて化学結合を変えられるが、ほとんどが地球の大気圏を通過するうちに吸収される。先に説明したとおり、メラノーマの発症リスクと密接な関係がある。ＵＶＣは最もエネルギーが高いが、幸い大気圏でほぼすっかり吸収される。

太陽からの放射線は波長で分類され、どんな放射線もそうだが、波長が短いほど生物学的ない し化学的な変化を引き起こす力が強い。可視光は赤、オレンジ、黄、緑、青、紫の順にエネルギーが高くなり、波長は七〇〇ナノメートルを上回るあたりから四〇〇ナノメートル前後にわたっている（一ナノメートルは一〇億分の一メートル）。

赤外線は可視光の赤の外側にあって、波長が長くてエネルギーが低く、したがって害が少なく、波長は七〇〇ナノメートルを少し超えたところから九九五ナノメートルくらいまでだ。赤外線は、ドイツで生まれたイギリスの天文学者で作曲家のフレデリック・ウイリアム・ハーシェル（一七三八〜一八二二）が一八〇〇年に発見した。彼は天王星と二個の大きな衛星オベロンとチタニアや、土星の二個の衛星も発見しており、その名声をいっそう高めている。ハーシェルの赤外線は

「熱線」と呼ばれた。翌年、自然界における極性の力に尽きぬ興味を抱き続けたドイツの科学者で哲学者のヨハン・ヴィルヘルム・リッター（一七七六～一八一〇）が、ハーシェルの発見とは逆側の寒色のほうに目を向け、可視光域で波長のいちばん短い紫色の外側で放射線を検出した。それが紫外線（一〇〇～四〇〇ナノメートル）である。

皮膚がんにはメラノーマのほかにも基底細胞がんや扁平上皮がんなどがある。肌の色が白くて瞳の色が明るく、そばかすができやすくて日焼けしやすい人は、そうでない人よりこうしたがんになるリスクが高い。一般に皮膚がんは日光がいちばんよく当たるところにできる。太陽からの紫外線は約九五パーセントがUVAで、この多さからサンタンの主因となっている。UVBは、UVAより強力だが量は少ない。肌が赤くなる日焼けであるサンバーン、皮膚表面が部分的に赤くなる紅斑、そしてご存じメラノーマの主因でもある。UVBは大気圏を通るうちに弱まるので、標高が高いところほど強くなる。水、氷、雪によっても強まるが、それはUVBの八割方を反射するからだ。UVAは、肌の老化やしわに大きな役割を果たしていることが以前から知られている一方で、一九九〇年頃までは、大半の皮膚がんの発症場所である表皮にほとんどダメージを与えていないと考えられていた。ところが今では大量の証拠によって、ほかの環境要因や遺伝要因と相まって皮膚がんに寄与しており、基底細胞がんや扁平上皮がんのきっかけとなるダメージを直接引き起こしているかもしれないことがわかっている。日焼けマシンは太陽と比べて約一二倍のUVAを放ち、世界保健機関などいくつかの保健関連機関によって発がん要因に指定されている。

波長が二九〇ナノメートルあたりを下回る太陽光は、大気圏に吸収されて地表に事実上届かないが、少量のＵＶＢ（二九〇〜三二〇ナノメートル）が届く。ＵＶＢは太陽から届くエネルギー全体の一パーセントにも満たないが、人の肌を日焼けさせたり実験動物に皮膚がんを発症させたりする可能性はＵＶＡより三〜四倍高いと考えられている。ＵＶＢには効能もあり、たとえば身体によるビタミンＤの合成を助ける。ビタミンＤは多くの体組織の調節に必要とされ、特に骨の再形成によって古い骨が新しく置き変わることを促す。また、くる病や骨軟化症と呼ばれる、ビタミンＤやカルシウムやリン酸が不足すると発症する骨の軟化も防ぐ。くる病・骨軟化症は今では主に、発展途上国の栄養不良の人や、都市部に暮らしてあまり屋外に出ない肌の色の濃い人に見られる。

基底細胞がんはアメリカで最もよく認められるがんであり、世界中のヨーロッパ系の人においても最多のものである。症例数は年に一割ほど増えている。若年で発症することもあるが、四〇歳以上の人に最も多い。このがんは表皮内部でできはじめ、日光その他の紫外線源に頻繁にさらされるどこにでも——頭皮にさえも——現れる。広がり方はふつうゆっくりで、離れたところに転移することはない。発見されて凍結療法や切除で治療されることがなければ、やがて急速に広がりはじめ、放射線治療が必要になることもありうる。基底細胞がんの成長を長いこと放っておくと、取り除かなければならない組織の量によっては、必要とされる手術によって容貌が損なわれることもある。世界保健機関の推定によると、アメリカでは毎年約二八〇万例が（世界では約一〇〇〇万例が）新たに認められているが、がんによる死因に占める割合は一〇〇〇分の一である。

扁平上皮がんは、正常な皮膚にもけがや炎症のある皮膚にも発症しうる。たいていの皮膚がんは日光その他の紫外線源に頻繁にさらされるところにできる。扁平上皮細胞の皮膚がんの最初期の形態はボーエン病と呼ばれている。この形態は近くの組織に広がらない。扁平上皮がんの広がり方は基底細胞がんより速いとはいえ、成長には時間がかかる。アメリカにおける年間のがんによる死因としては一パーセントにも満たない。

日光角化症では、日光を大量に浴びた皮膚にかさかさした平らなかさぶたのようなものができる。これは前がん性の皮膚病変で、扁平上皮がんになることはあまりない。

私たちの大半にとって紫外線絡みでいちばん気になるのはサンバーンだが、身体が紫外線によるダメージを修復できないという遺伝性疾患である色素性乾皮症（XP）の子どもにとっては気になるだけでは済まない。XPはアメリカ人の一〇〇万人に一人に見られる（日本人にはその約六倍）。XPの人は皮膚がんのリスクがふつうより約五〇〇〇倍高い。どのような生命形態も、環境に適応するために保護メカニズムを発展させてきた。紫外線によるDNAへのダメージ（架橋）を修復する酵素経路を人体が進化の過程でつくっていなかったら、ヒトは日の当たるところに一瞬たりともいられなかっただろう。私たちがこうして生きているのは、人体が少なくともめったなことでは皮膚がんにならないよう身体を保護する仕組みを編み出したからだ。

現状の保護でなんとか無事でいられる理由の一つに、地表からおよそ一〇～五〇キロの成層圏にあるオゾン層が紫外線の大部分を吸収していることが挙げられる。ところが、亜酸化窒素ガスを放つ窒素肥料を人間が使うせいで、そして大気圏内核実験や化石燃料の燃焼といった人間の営みのせいで、この保護層がじわじわと壊されている。一九七〇年代の中頃には、主に冷蔵庫やスプレーで使われていたクロロフルオロカーボン（ＣＦＣ）化合物に含まれる塩素原子が、オゾンを大量に分解していることが明らかになった。オゾン層が減少するとＵＶＢが成層圏を通り抜けてくるため、皮膚がんが増えるなどして人間への脅威が高まる。

ＵＶＡはたいがいの人にとって脅威かもしれないが、乾癬《かんせん》の患者には大いに役立っている。乾癬は関節炎と合わせて発症することもある皮膚病で、皮膚が赤くなって厚みを帯び、銀白色のかすがフケのようにはがれ落ちる。これはがんではなく、新しい皮膚細胞が人体を攻撃しているように見える現象に免疫系が反応する結果だと考えられている。ふつう、表皮の細胞は皮膚の深部で成長してから一カ月ほどかけて表面に出てくる。乾癬はこのプロセスを速め、死んだ細胞を表皮の上に積み重ねる。治療法の一つでは、ソラレン（植物に含まれる感光性の化学物質）から合成された薬剤を乾癬患者に投与し、病気の皮膚にためる。その部分にＵＶＡを当てると、ソラレンが乾癬細胞のＤＮＡを断ち切って殺すのである。

ある意味、放射線は人類の肌の色のバラエティに寄与している。私たち皆にアフリカ起源の同じ祖先がいるなら（今も議論の余地がある）、肌の色になぜこれほど違いがあるのか？　赤道付近の人類の肌が黒いという遺伝子絡みの理由は、気候が果物の成育を支え、それが豊富な日光と合わせて大量のビタミンＤをもたらすからだ。調査によれば、皮膚がんの発生率には緯度と負の相関がある。人類が赤道付近から穀物の生育に適した気候の地方に移り住むと、ビタミンＤの供給源は日光からの合成によるものだけになった。北上ないし南下するほど、そして暗い季節が長いほど、得られるビタミンDの量が少なくなった。肌の色は薄いほうが濃い場合よりたくさんUVBを吸収できるので、色が薄くなれば、日光をより多く捉えてビタミンDをつくれることになる。自然選択は、極地へ近づくほど肌の色の薄いほうに味方し、強い日差しが絶えず降り注ぐ地域では濃いほうに味方したのである。

第５章　遺伝性疾患、出生時障害、照射食品

遺伝性疾患と出生時障害

多くの人が抱く根深い恐れの一つに、放射線による生殖組織（卵巣や精巣）へのダメージが子どもに受け継がれはしないか、というものがある。第３章でも触れたが、チェルノブイリやスリーマイル島での原発事故後に、頭が三つある牛やグロテスクな異常をもつ子どもの記事が見受けられた。記事ではそうした異常を事故で放出された放射線のせいにしていた。

物議を醸すこの複雑な問題に取り組む前に、ときとして意味が重複し、ところ変われば違う使われ方がなされている二つの用語、「遺伝性疾患」と「出生時障害」を定義しておきたい。遺伝性疾患は、親の一方ないし両方から受け継いだＤＮＡに含まれる異常によって引き起こされる。遺伝学において「突然変異」と呼ばれているものである。問題は突然変異が遺伝するかどうかだ。たとえば、がんは各人のＤＮＡで突然変異が起こって発症するが、起こるのはえてして生後で、

突然変異はがん細胞にだけ存在し、正常な細胞にはない。遺伝性疾患をもつ人の場合、問題となる突然変異は一般に親のどちらか（優性突然変異）または二人とも（劣性突然変異）のすべての細胞にある。ところが、親の身体の生殖細胞にだけあってほかの細胞にはない突然変異によって遺伝性疾患が生じるケースがある。また、悪影響を及ぼす突然変異が卵子の受精後、胚発生の初期段階に発生することもまれにだがある。そのような突然変異は、子どもの体細胞すべてに存在することになり、長じて子どもをつくると次世代に伝わりうる（その突然変異によって生殖不能にならないかぎり）。ヒトに見られる遺伝性の異常には、ＤＮＡに悪影響を間接的に与えるメカニズムによって引き起こされるものもある。「エピジェネティック（後成的）」と形容されるそうした変化では、ＤＮＡの使われ方や働きが突如として変わり、たいていは非遺伝的なプロセスを通じて起こる。エピジェネティックな異常は、遺伝性疾患（や出生時障害）を発症させたり発症に寄与したりしうる。

ほぼすべてのがんで、ＤＮＡの突然変異は受け継いだものではなく生後にできたものだ。そのためがんは一般に遺伝性疾患とはされないが、がんの成長の背後には往々にして一つまたは多数のＤＮＡにおける突然変異がある。ただし例外があって、新たにがんと診断される患者の五〜一〇パーセントは、決まった遺伝子突然変異をもつ家系の人が占めている。たとえば、遺伝性（家族性）の乳がんにはＢＲＣＡ１とＢＲＣＡ２という遺伝子の突然変異が絡んでいる。こうしたがんは遺伝子の病気でありかつ遺伝性なので、関連するＤＮＡの突然変異は該当する女性の乳がん細胞ばかりか体細胞すべてに存在している。ガードナー症候群とリンチ症候群というよく見られる二種類の大腸がんも、がんに結びつく遺伝性の遺伝子疾患だ。一四二ページで取り上げた色素性乾皮症（ＸＰ）もそうで、紫外線によって生じたＤＮＡの突然変異をうまく切除して修復できないため、皮膚がんのリスクが高くなる。遺伝性疾患は定義上、生まれつき存在しているはずだが、簡単にそれとわかるような影響がなく、新生児がまったくふつうに見えることがある。遺伝性疾患は世代から世代へと伝わりうることから、進化のプロセスとしても特別な興味の対象となっている。

出生時障害は遺伝性疾患とは別物である。出生時障害は生まれたときに存在している異常、または生後まもなく見つかる異常のことだ。遺伝性のこともそうでないこともある。たとえば、分娩中の外傷が出生時障害を引き起こすことがあるが、それでその子のＤＮＡが変わることはない。出生時障害のほとんどは遺伝性ではない（その子の子どもには受け継がれない）が、例外もある。減数分裂（精子や卵子がつくられるときの細胞分裂の一段階）の最中に起こったＤＮＡの突然変異によるものがその一つだ。出生時障害は遺伝的ないし環境的なメカニズムによって引き起こされ、症例によっては両方が絡む。遺伝子を原因とする出生時障害はＤＮＡの突然変異によって生じる。ふつう、悪影響を受けるＤＮＡは細胞核の中にある染色体のどれかに含まれているが、ときにはミトコンドリア（母方から受け継がれる細胞小器官で、細胞のＤＮＡを一部格納しており、エネルギーづくりに重要な役割を果たしている）のＤＮＡに突然変異が起こることもある。染色体の数の変化も重要だ。たとえば、ダウン症候群の子どもには二一番染色体が一本多く、ターナー症候群の女児にはＸ染色体が一本少ない。出生時障害のなかにはアルコールやたばこのような有害物質や、決まった種類の抗生物質、抗がん剤、向精神薬、抗けいれん剤、ホルモン剤に胎児がさらされて生じるものもある。また、水銀や鉛のような環境要因も出生時障害の原因になりうる。胚や胎児に異常を引き起こす物質はテラトゲンと呼ばれており、有名なところではサリドマイドが挙げられよう。ウイルス（風疹など）や細菌（梅毒など）もテラトゲンだ。妊娠中や分娩中の合併症による胎児へのダメージも出生時障害と見なされる。出生時障害のエピジェネティックな原因のなかには、遺伝性と非遺伝性のどちらの原因とも相互作用するものがある。高線量の電離放射線も出生時障害を引き起こしうる。だが、ほとんどの出生時障害の症例で、その原因はわかっていない。遺伝性の原因を探す手法は家族歴の調査と、一般的なのは徹底したＤＮＡ検査だ。環境要因は家族歴を通じて、あるいはほかの説明を排除していくことで明らかになることがある。

あいにく、出生時障害は珍しいことではなく、三パーセントほどの子どもが生まれつき少なくとも一つもっている。加えて、二〜七パーセントの子どもに出生絡みの異常が数カ月後ないし数年後になって認められる。これらを合わせて、生児出生した子どもの五〜一〇パーセントが出生時障害をもつと推定されている。ふだんからこれだけ率が高いので、出生時障害を決まった原因に結びつけるのは、比較に耐える対照集団がないかぎり難しい。

一〇二ページで紹介したように、広島と長崎への原爆投下で三〇〇〇人ほどの妊婦と胎児が電離放射線を浴びた。手短に言うと、第二トリメスターに子宮内にいて放射線を浴びた三〇人についで、のちに小頭症や軽度ないし中度の精神遅滞が明らかになった。一般に原因は、放射線の悪影響を受けたのが胎児の神経細胞が身体のほかの位置から脳に移動する最中だったからだとされており、このプロセスが第二トリメスターで起こる。最も深刻な影響を受けたのは、一〇〇〇ミリシーベルト前後の放射線を浴びた母親の胎内にいた子どもだった（胎児に届く放射線の量は母親が浴びた量よりわずかに少ない。子宮によって放射線からいくらか守られるからである）。被ばく量が三〇〇ミリシーベルト未満だった母親から生まれた子どもには、確認できるような発育異常は見られなかった。胎内で放射線を浴びたことによる発育遅滞の子どもは、頭がふつうの大きさより小さいことが多かった。後年に撮られたＭＲＩ画像によると、脳の神経細胞が正しくない位置に移動しており、脳の構造が通常とは異なっていた。原爆による放射線にさらされたのが妊娠八〜二五週でなかった胎児に発育異常は見られなかった。

原爆からの放射線を浴びた親から生まれた子どもに遺伝子の異常が起こったかどうかも重要な調査項目だった。幸い、答えはノーのようだ。いわゆる被爆二世の細胞に含まれる遺伝子マーカーを詳しく分析したところ、ＤＮＡの突然変異の割合は増えていなかった。また、親が放射線を浴びていてもそうでなくても、がんやほかの死因は増えていなかった。被爆二世の集団約七万七〇〇〇人にかんする別の調査でも、出生時障害、死産、がん、がん以外の死因は増えていなかった。被爆二世約一万二〇〇〇人に対して平均年齢が五〇歳ほどのときに行なわれた調査では、高血圧、心臓病、脳卒中といった一般的な生活習慣病のリスクは高まっていなかった。

では、チェルノブイリやスリーマイル島での事故後に出生時障害が増えたという報道をどう解釈すべきだろう？　そして、福島ではどうなると予想されるのか？　まずはチェルノブイリから考えよう。動物や人間に出生時障害が見られたという報道においては、出生時障害の自然発生率が五〜一〇パーセントとそもそも高いことが考慮されていない。自然発生率がこれだけ高いので、放射線を浴びた集団とまったく浴びていないか線量がもっと少ない集団とで、出生時障害の発生率を比べることが不可欠である。しかし、チェルノブイリ事故後にそうした調査は行なわれていない。

出生時障害が増えたという報道を評価するうえでもう一つ検討すべきなのが「確認バイアス」だ。私たちは意識して探している対象をより多く見つけがちである。とりわけ惨事のときにそうなのだが、日々の経験で考えてみよう。たとえば、フォルクスワーゲンのゴルフを買った人は、突如として周りが皆ゴルフに乗っているように思えてくる。私たちは、集団が調査対象になるとそうでない場合より出生時障害を多く見つけ出すだろう。人間とはそういうものだ。また、よからぬ出来事があったときほど原因を探し求めるもので、一九八七年のウクライナで子どもが出生時障害をもって生まれてきたら、親がその原因をチェルノブイリからの放射線に求めるのはごくふつうのことである（科学的には間違っているが）。だが、原爆被爆者のあいだで見られた出生時障害と相関があるのが高線量（三〇〇ミリシーベルト以上）だったことなど、動物や人間から得られている放射線関連の調査データをふまえると、チェルノブイリ事故で放たれた放射線を直接の原因とする出生時障害はかなり考えづらい。このことは日本に暮らす人びとにはとりわけ朗報で、福島から放たれた放射性物質による影響となるときわめて考えづらい。

ただし、ほかのかたちで放射線が胎児に影響を及ぼす可能性がある。一九五三年から一九五六年にかけて、イギリスのシェフィールド王立病院の医師アリス・スチュアートが、逆子かどうか、双子かどうか、などを診断するためとして胎内でＸ線を浴びた子どものあいだで白血病が増えていることに気がついた。スチュアートのこの発見により、妊婦や乳幼児・小児に対するＸ線照射が世界中で制限されるようになった。だが、彼女が導いた結論のいくつかには異論もある。

仕事柄放射線を浴びる人の子どもにがんなどの遺伝性疾患が認められるという主張がある。イギリス初の原発は一九五六年に運転を開始したコールダーホール原子力発電所なのだが、ある調査によると、この原発のあったセラフィールドにおいて、男性作業員の子どものあいだで白血病やリンパ腫のリスクが高まっていた。だがこの知見は再確認されておらず、あまり受け入れられていない。このデータが正しいとはなかなか思えない。というのも、精子は寿命がずいぶん短いのだ（訳注　個人差はあるが数日程度）。そんな短命の精子のどれかが、一個以上の突然変異を低線量被ばくによって短期間のうちに獲得したうえ、数百万個というほかの精子との競争に勝ち抜き、卵子を受精させて妊娠に結びつけなければならない。そうでなければ、精子をつくり出す精巣の生殖細胞に突然変異が起きなければならない。どちらの可能性もかなり低そうだ。少し前にも触れたとおり、原爆の放射線を浴びた日本人男性のなかには、原子力発電所での作業で考えられるどんな被ばくよりはるかに高線量を浴びた人もいるが、そうした人を父親にもつ二世のあいだでがんリスクの増加は認められなかった。こうしたことから、仕事柄放射線を浴びていても精子の細胞に突然変異は起こりそうにない。もう一つ、確率はかなり低いが、できつつある精子を育むセルトリ細胞と呼ばれる細胞の中で、低線量被ばくによって突然変異が起こる可能性がある。

だがセルトリ細胞は精子の遺伝子構成には関与しないので、精子の細胞に対してセルトリ細胞で起こった突然変異の影響はどれもエピジェネティックということになる。こちらもやはり、かなりありえなさそうである。こうしたことをふまえると、セラフィールドの男性作業員の子どもにかんして報告されたがんリスクの増加は、統計上の偶然か、あるいは原子力発電所の建設や運営のために大勢がセラフィールドの辺りに移り住んだときに持ち込まれたまれな感染症のせいという可能性が高い。

ホラー映画ではお約束として、人類が放射線を浴びると元に戻らない遺伝的な変化が起こる。ところが、人類が手にしているデータをもとに考えると、そうした事態にはなりそうにない。大勢のホラー映画ファンをがっかりさせてしまいそうだが、このような映画は放射線に対する根拠のない恐れを助長していると指摘せざるをえない。その理由は次のとおりだ。

一九一〇年から一九二七年にかけて、トマス・ハント・モーガン（一八六六〜一九四五）と同僚のカルヴィン・ブリッジズ（一八八九〜一九三八）、A・H・スターテヴァント（一八九一〜一九七〇）、H・J・マラー（一八九〇〜一九六七）が、コロンビア大学でキイロショウジョウバエの研究を通じて遺伝学の草分けとなる仕事をした。彼らはハエにX線を照射し、放射線が突然変異を引き起こすかどうかを調べてみた。すると、単一の遺伝的変化は数多く見つかったが、どれも長続きしなかった。たとえば、眼のないハエは数世代にわたって現れるかもしれないが、子孫はやがてふつうに眼が二個あるハエに戻るのである。劇的な変化を遂げたハエは、往々にして成熟する前に死ぬか子孫をつくれなかった。なにより興味深いことに、どの突然変異も利益になっていなかった。世代を重ねるあいだに観察された突然変異は、目に見える影響をハエに及ぼさなかったか、もしくは有害だったのだ。特殊創造説主義者は進化論を否定するのにこのデータを引き合いに出し、これぞインテリジェントデザイン説を証明していると主張する。もっとそれらしいところでは、ハエが膨大な数の世代を経て「最適な」状態に達しており、それ以上の突然変異は統計的に言って利益になる確率が低い、という説がある。新たに出現した農薬環境への耐性をもつ突然変異を獲得したハエはもちろん例外ということになるだろうが、検証には付されなかった。この説はヒトにも当てはまるかもしれない。ＤＮＡの突然変異は遺伝子一〇万個に一個につき起こると推定されている。人間には二万三〇〇〇個の遺伝子があるので、精子や卵子の四個につき一個に突然変異を起こした遺伝子が含まれていてもおかしくない。だが、人間の新生児に医学上重要な遺伝子の突然変異が起こる頻度はきわめて少なく、あるいは割合としてもたいへん小さく、そうした突然変異がすべてＤＮＡに直接発生するわけでもない。ヒトはショウジョウバエと同じく、最適な進化に至っているのかもしれない（そうではないと願いたいが）。

がんとは種分化のプロセスであり、がん細胞とその子孫は人間の内部で新しい種《しゅ》になろうとしているのだ、と考える科学者がいる。これは地球上での進化のゆがんだ形態と言えなくもない。人間には万単位の遺伝子があるが、たった一個に突然変異があっただけでがんになる場合がある（たいていのがん細胞には突然変異が多数ある）。がん細胞の染色体を顕微鏡で見ると、構造や数が異常であることが多い。これは妙な話だ。なにしろ、二万三〇〇〇個も遺伝子があれば、一個や二個、仮に一〇個に突然変異があっても、あまりに小さくてわからないはずである（もっと高感度の技術を駆使してヒトのＤＮＡの塩基配列を決定するなどすればわかる。今では技術的に可能)。がんがＤＮＡの突然変異によって発症するなら、その細胞の子孫は親細胞の突然変異を受け継ぐはずだ。最もそうなりやすいのは、がんを直接ないし間接的に引き起こした突然変異が染色体の構造か数、またはその両方を変えるケースである。

ヒトの遺伝子は、ほとんどとまでは言わないにしろ、かなりの数がほかの動物と共通しており、たとえばキイロショウジョウバエとは約七〇パーセントが、チンパンジーとは九八～九九パーセントが同じだ。ほかの種《しゅ》と私たちを区別しているのは染色体数の違いであって、遺伝子数の違いではない(原始的な生物のなかには遺伝子も染色体も私たちより多いものがある。たとえばゼブラフィッシュ)。これを原子番号になぞらえることができよう。元素において原子核に含まれる陽子の数は決まっているが、中性子の数は違っていてもよく、一種類の元素にはさまざまな質量数の同位体がありえる。これを当てはめると、二二組の染色体とX染色体が二本(女性)、またはXとYが一本ずつ(男性)の合計四六本というのが、ヒトをヒトたらしめている。対して、チンパンジーの染色体は四八本で、それがチンパンジーをヒトではなくチンパンジーたらしめているのである。もちろんこのルールにも例外はあって、たとえばダウン症候群の子どもには二一番染色体が一本多く(よって合計四七本)、ターナー症候群の女児にはX染色体が一本ない(よって合計四五本)。この類推でいけば、そうした子どもたちをヒトの同位体と捉えることもできよう。だが原則としてヒトの染色体は四六本、チンパンジーのそれは四八本である。ヒトの遺伝子は九八～九九パーセントがチンパンジーと同じなので、ヒトに見られる途方もない多様性のもとは、遺伝子の一パーセント未満、たぶん〇・一パーセントもない部分のはずだ。驚くばかりである。多様性のいくらかは、エピジェネティック*な特徴として説明がつくのかもしれない。

がん細胞で染色体の構造ないし数が変わったら、その細胞はある意味で新しい種と考えることができる。この変化はヒトのがんの半数以上で起こっており、偶然のこととは思えない。すると、染色体の構造ないし数の変化が、なぜがんでこれほどよく見られるのかという疑問に加えて、ほかにはどこに見られるかという問いが浮かぶ。答えは種どうしの区別だ。よって、がんとはかかった人の体内で成長する別の種であり、生物学的に言えば種の進化を反復している、と結論付けて筋は通る。何々という種がいたところへ、突如として新たな種が出現するわけである――ある爬虫類が突如として空を飛べるようになるなどして（鳥類は爬虫類の派生）。これは一個ないし数個の遺伝子の突然変異がもとで起こりうるが、はるかにずっと複雑なプロセスに違いない。

種の進化と種における自然選択との区別は重要だ。ピグミーと、背がとても高いスーダンのナイル人について考えてみよう。背の高い低いは自然選択の結果である。これは徐々に現れてきた特徴だろう。低いほうと高いほうのどちらが有利かは環境によって違ってくるからだ。背が低ければ、森の中で低く覆いかぶさるような枝の下を速く走って捕食者から逃れられるし、高ければ開けたところで長い脚を活かして速く走れる。だが、高くても低くてもホモサピエンスであることには変わりなく、どちらも染色体は四六本もっている。これは種のなかでの違いであり、種の

＊　監修者注　遺伝子そのものの突然変異によって遺伝子の働きが変わるほかに、遺伝子は正常でもその発現を抑制するメチル化という機構があり、これががん細胞で増加していることがわかってきた。

進化ではない。

話を被ばくに戻すと、放射線を浴びると細胞の染色体の構造や数が変わりうる。放射線事故の被害者が浴びた線量を判定するのにそうした変化を探すことがあり、この手法は「バイオドジメトリ（生物学的線量測定）」と呼ばれている。染色体に構造的な変化（遺伝学では「再配列」と呼ぶ）や数の変化が起こるのは、電離放射線が二重になっているDNAのらせんを往々にしてどちらも断ち切るからだ。すると、放射線で二本の染色体が切断されたときに、各部が間違って結合されて「転座《てんざ》」が起こりうる。ほかにも、同じ染色体の二つのコピーがそれぞれ一部を失ったあとに結合するなどして二動原体染色体ができることもある。こうした正しくない組み換えが起こると、染色体の数が変わりうる。たとえば、二本の染色体から二動原体染色体ができ、動原体のない二個の断片が結合されずに失われると、その細胞の染色体は四六本ではなく四五本になる。

私たちは誰もが、精子と卵子が融合してできた一個の細胞からスタートし、あらゆる器官や細胞がこの一個からつくられる。この細胞は人体のあらゆる組織、器官、細胞になれることから、全能性幹細胞と呼ばれる。全能性幹細胞が大人になってもあるかどうかは論争になっている。分化が進むと、一部が成熟して高多能性（pluri-potent）幹細胞になる。こちらにはその先なれる器官、組織、細胞に制約がある。さらに進むとできるのが低多能性（multi-potent）幹細胞で、なれる細胞がますます限られる。そして最後に単能性幹細胞になり、そこから心臓なり肝臓なりの細胞といった決まった種類に不可逆的に変わる。ここでは、骨髄に見られる高多能性（pluri-）、低多能性（multi-）、単能性の幹細胞に注目しよう。これらの細胞は、私たちが生きていくのに必要な赤血球、白血球、巨核球（成熟すると、出血を止める働きをもつ血小板になる）などの成熟した血球をつくり出す。

マウスへの放射線照射で、線量を調節して骨髄幹細胞のほとんどを殺すことが可能だ。するとマウスは数日から数週間で感染症や出血で死ぬ。生きていくのに必要な成熟した血球を骨髄がつくれないからである。幸い、ほかのマウスから骨髄幹細胞を移植して、照射を受けたマウスを救うことができる。移植を受けたマウスはすっかり回復し、ドナーマウスの骨髄で生き続ける。照射を受けたのがオスでドナーがメスの場合、照射を受けたマウスの骨髄や血球はメスになり、皮膚の細胞はオスのままだ。興味深いことに、ＲＮＡウイルス（訳注　遺伝子としてＤＮＡではなくＲＮＡをもつウイルス）（ＡＩＤＳウイルスのようなレトロウイルスなど）を用いて遺伝子に標識を付けると、照射を受けたマウスで骨髄の回復が一個ないし数個の細胞から始まっていることを確認できる。それらは低多能性（multi-）の幹細胞である。

私たちの血球の寿命は短く、赤血球で一二〇日、血小板（厳密には細胞ではなく細胞の一部だが）は一〇日、顆粒球は数時間から数日なので、骨髄は一生を通じて毎日三〇億個の細胞をつくらなくてはならない。そのために、私たちの骨髄は幹細胞を起点とする造血システムを頼りにしている。幹細胞には私たちが生きているあいだずっと持ちこたえてもらわなければならない。なくなったら人は死んでしまう。

私たちは放射線の飛び交う環境に生きている。したがって、骨髄幹細胞は放射線による突然変異を獲得するリスクに絶えずさらされている。そのため、進化のプロセスでは骨髄幹細胞を自然放射線から守る段階が必要とされた。なかでも宇宙や大地からの放射線は、突然変異の点で生命にとって最大の脅威だ。原始の地球でそうした放射線は今よりはるかに強く、初期の生命体はその威力に耐えなければならなかった。

生命はおそらく水中で生まれたが、水は宇宙や大地からの放射線に対する優れた遮蔽材である（水は原子力発電所でも使用済みの燃料棒から作業員を守るのに使われている）。水の遮蔽効果は地球上の生命の進化に影響を与えたかもしれない。カエルを取り上げてみよう。水中に生きるカエルは宇宙や大地からの放射線から守られているので、造血幹細胞がどこにあろうとかまわない。身体が守る必要はないのである。そのため肝臓や脾臓や腎臓にあってもよく、その理由はもちろん、水中にいることで放射線から守られているからだ。だがカエルが進化して陸上で過ごす時間が長くなると、放射線から守ってくれる水のない陸上で造血幹細胞を突然変異のリスクにさらした。そしてすっかり陸上動物になると状況は悪化した。造血幹細胞が水による保護をまったく受けられなくなり、突然変異のリスクがいっそう高まったからだ。

宇宙や大地が放つ放射線から造血幹細胞を守る優れた方法の一つは、造血幹細胞を骨の内部に置くことである。骨はハイドロキシアパタイトというカルシウムの一形態でできていて、放射線に対する優れた遮蔽材になっている。放射線をブロックするこの能力によって、骨はX線写真で白く（不透明に）写るのだ。X線が通り抜けに苦労するのである。ヒトのほとんどの骨は中空で、骨髄細胞、ひいては造血幹細胞は、骨盤腔《こう》や肋骨や脊椎骨などにある髄腔《ずいこう》で生きている。構造的には中空より密のほうが強度があってよさそうに思えるが、放射線防護の点では骨の芯に空洞があるほうがいい。生涯を水中で過ごす魚の場合、骨は密で、造血幹細胞は腎臓にある。こうしたことから、宇宙や大地からの放射線にさらされたことは、ヒトも含めた生き物の進化に重要な役割を果たしたことがうかがえる。ならばなぜ水中で暮らすクジラやイルカの骨髄幹細胞は髄腔にあるのか？　と思うかもしれないが、それはどちらも祖先が陸生動物だからだ。

だがこれ以上のデータはない。生殖細胞は造血幹細胞と少なくとも同じくらい重要、あるいはもっと重要かもしれないという主張は成り立つ。よって、造血幹細胞が骨の中にあって放射線から守られているなら、ヒトの精巣や卵巣も骨で守られてよさそうなものではないか？　知られているかぎり、そうはなっていない（中空の骨と骨髄にかんするこの考え方は、事実ではなく仮説として扱っていただきたい）。

照射食品は危険か？

食中毒の発生件数について〝世界では〟という統計を得るのはなかなか難しいが、世界保健機関による推定では毎年二〇億件を上回っており、二〇〇万人が腸チフスやコレラなどの消化器官の感染症で命を落としている。原因の多くは食べ物や水に含まれる細菌だ。アメリカ疾病管理予防センター（ＣＤＣ）の推定によると、アメリカでは食品中の細菌によって毎年四八〇〇万件の食中毒が引き起こされているほか、食品が媒介する病気で約一三万人が病院に収容され、大腸菌、サルモネラ、リステリアなどの細菌で汚染された食べ物を食べたことで三〇〇〇人近くが亡くなっている。

にもかかわらず、照射で殺菌された食べ物を食べるくらいならそうした細菌にさらされるほうがまし、と言う人が大勢いる。このような恐れは主として、照射された食品が放射能をもちうるという思い違いからきている。食品への照射に用いられるガンマ線源やX線源が食品に直接触れることはないので、これらの放射線で食品が放射能をもつことはないし、放射能が強まることもない（あらゆる食べ物がもともと放射能をもっている）。歯のレントゲンを撮っても歯の放射能が強まらないのと同じで、ガンマ線を浴びた食品の放射能が強まることは物理的にありえない（中性子線にさらしてナトリウム２４を活性化させれば食品に放射能をもたせられるが、食品照射に中性子線は決して使われない）。

ＣＤＣによれば、食品が媒介する病原菌による発症全体の九割が、知られている三一種の病原菌のうちわずか七種、すなわちサルモネラ、ノロウイルス、カンピロバクター、トキソプラズマ、大腸菌Ｏ１５７：Ｈ７、リステリア、クロストリジウムによって引き起こされている。乳製品の低温殺菌や缶詰食品の加圧調理が（適切に行なわれれば）細菌を殺すのと同じように、食品を電離放射線にさらすと、放っておけば病気を引き起こしかねない細菌や寄生体が殺される（市販されている缶詰食品はすっかり安全というわけではなく、一九七一年には汚染されたヴィシーソワーズを食べた男性がボツリヌス中毒で亡くなっている）。コバルト６０なりセシウム１３７なりを線源とするガンマ線でも、そして電子ビームやX線でも、電離放射線の高エネルギーによって細菌などの微生物の成長に必要な化学結合が壊れ、細菌は増殖して食品をだめにしたり人間を病気にしたりできなくなる。また、照射により食品の新鮮さが長持ちする。宇宙飛行士には照射食品が欠かせない。広く飲まれている瓶詰めの水をとっても、多くのブランドで紫外線照射による殺菌が行なわれているが、ラベルにそう書かれているとはかぎらない。

食品をおよそどんな方法で処理しても――収穫して数時間ほど室温で置いておくだけでも――ビタミンが一部失われる可能性がある。それに対し、放射線を用いて殺菌すると、失われたとしても検出できないほどか取るに足らないほどで済む。そのため、高線量照射を用いて貯蔵寿命を延ばしても、食品の栄養価は調理や冷凍と同程度にしか失われない。

食品照射に反対するグループは、ガンマ線が食品の分子構造を変えて「フリーラジカル」と呼ばれる荷電粒子をつくり、それが食品に含まれる分子と相互作用してＤＮＡの突然変異などの「放射線分解生成物」をつくる、と指摘する。なかでも、肉に含まれるベンゼン濃度が照射によって高まることが懸念されている。濃度がそれなりに高いと発がん物質になるのは確かだが、ベンゼンは多くの食品に、そして水や空気にもすでに少し含まれている。それどころか、ふつうの牛乳は照射された肉よりベンゼン濃度が高い。また、自分で給油したり（ガソリンに少し含まれている）、渋滞しているニューヨークやカイロの街角に立ったりすれば、ベンゼンをずいぶん余計に吸い込むことになる。

バランスのとれた見方をするには、食品はどう処理しても化学的な変化が伴うことを忘れずにいることが大切だ。食べ物を凍らせればいわば〝冷凍分解生成物〟ができる。調理では照射よりはるかにたくさん変化が起こる。料理された食べ物の味や香りは熱による化学変化で生じるのだ。

バーベキューで肉を焼けば、炭化水素である木炭との相互作用で、知られている数々の発がん物質が肉の表面にできる。そして地球温暖化が進む。

アメリカ医師会は食品照射について、「政府規制に従ってなされれば、食品の安全性を高める安全で効果のある処理」だという姿勢をとっている。アメリカ食品医薬品局（ＦＤＡ）、世界保健機関、国際原子力機関をはじめ、数多くの国の科学機関が食品照射の安全性を確認している。照射食品は五〇を超える国々で許可されているが、許可の内容はさまざまで、ＥＵでは香辛料への照射だけが認められている一方、ブラジルではあらゆる食品への照射が許されている（訳注　日本ではジャガイモの発芽抑制目的のみ許可）。アメリカのＦＤＡは、タマネギ、ニンジン、ジャガイモ、ニンニクなどの根菜の発芽抑制、バナナ、マンゴー、パパイアなどの非柑橘《かんきつ》系果実の熟成遅延、小麦、ジャガイモ、小麦粉、香辛料、紅茶、果実、野菜の殺虫など、さまざまな用途での照射を許可している。ＦＤＡはほかにも、旋毛虫《せんもう》抑制のための豚肉への照射や、サルモネラ駆除を目的とした鶏や七面鳥などの生および冷凍の未調理家禽肉への照射も認めている。

食品照射は害をなすよりむしろ、今よりさらに何百万という人の命を救える可能性を秘めており、かなり確実に無害で殺菌手法のなかでもとりわけ期待できる。食中毒の大半が起きている発展途上国では特に重要である。

第6章　放射線と医療

乳房X線写真（マンモグラフィ）

乳がんは世界で女性に最もよく見られるがんだ。世界保健機関によると、二〇〇八年には約四五万八〇〇〇人が亡くなっており、がんによる女性の死亡者数全体の一四パーセント前後を占めている。アメリカでは毎年一八万例ほどが新たに認められており、約四万人が亡くなっている。乳がんはアメリカ人女性のがんによる死因として肺がんに次ぐ二位だ（二〇〇〇年までは一位だったが、一九二〇年代に女性の喫煙が流行《はや》りはじめ、喫煙者が数十年にわたって増え続けた影響で、死亡者数が男性並みになった）。アメリカがん協会では、平均的な女性がふつうの寿命のあいだに乳がんになる確率を、国籍、家族歴、初回妊娠年齢、授乳、アルコール摂取などの要因に応じて一〇～一五パーセントと見積もっている。ＢＲＣＡ1やＢＲＣＡ2をもっているなど遺伝性の遺伝子リスクをもつ五パーセントほどの女性になると、乳がんの発症率は八〇パーセントを超える（男性もなりうるが、女性より約一〇〇分の一少ない）。

乳がんになった女性が命を永らえるかどうかは、転移がどれほど広がっているか、がん細胞がエストロゲンやプロゲステロンといったホルモンに反応するかどうか、特定の遺伝子異常をもっているか、などの要因と相関がある。乳がんが小さく、乳房の内部（あるいは近くのリンパ節）にとどまっていれば、乳房の内部に大きながんがあったり、乳房の外まで広がっていたり、転移したリンパ節が多かったりした場合より、治る率が高い。こうした相関が見られる大きな理由はかなり端的だ。乳房の内部にとどまっている乳がんは手術で（手術だけで、あるいは放射線治療などのほかの手段を併用して）治療できるのに対し、転移のあるがんはたいてい治らないからである。だが、この相関には生物学的な理由もある。乳がんには、発症してすぐ乳房の外に、えてして検出される前に広がっていくものもあれば、大きく成長しても長いこと乳房にとどまるものもある。後者は前者より予後（訳注　その後の病状についての医学的な見通し）がきわめて良好だ。アメリカには二五〇万人を上回る元乳がん患者がいる。

こうした複雑な兼ね合いがあるものの、乳がんは早期に発見されるほど、あまり集中的ではない治療で治る見込みが高まるので、乳がんの検診と早期発見には大きな努力が向けられている。そして乳がんは多く発症するものなので、そのための検診はかなりの数の女性が受けることになる。

マンモグラフィー（乳房X線写真撮影）は、乳がんによる死亡者の減少が実証されている唯一の乳がん検診だ（乳房の自己検診の効果については議論が続いている）。アメリカでは、毎年約四〇〇〇万人の女性が乳がんの早期発見を願って乳房X線写真を撮っている。もちろん、何の異常も見つからないでほしいというのが本音だが。

乳房のX線撮影では組織の異常を検出するのに低エネルギーX線を用いる。平均的な撮影で全身に約〇・二～〇・四ミリシーベルトを浴びるが、これは一年に浴びる自然放射線の一〇分の一ほどにあたる。一回の撮影に伴う線量はたいへん少なく、大きな個人リスクはもたらさないと考えられている。しかしどんな電離放射線の利用もそうだが、繰り返し浴びれば少なくとも理論上は、乳がんを含めてがんを発症させるかそのきっかけになりうる。また、乳がんになりやすい遺伝子の異常をもっていて乳がんリスクがそもそも高い女性（BRCA1またはBRCA2突然変異をもっているなど）の場合、胸部や乳房のX線写真を撮ることには乳がん発症の点で特別なリスクがあるようだ。

マンモグラフィーを含めて何らかの検診を勧めるかどうかは、見込まれる潜在的な利益とリスクの微妙なバランスにもとづく判断となる。そのため、女性が乳がんの早期発見を目指してマンモグラフィーを受けるのを、毎年にすべきか隔年にすべきか、何歳で始めて何歳でやめるべきかについて、白熱した議論が闘わされている。

前にも述べたが、高線量の電離放射線を浴びると乳がんや白血病などのがんが発症する。原爆被爆者のあいだでも、乳がんは電離放射線によって最も引き起こされやすい部類に数えられた。放射線が乳がんを発症させるかそのきっかけになるリスクは、浴びたときの年齢が若い女性が最も高く、年齢が上がるほどリスクは小さくなる。一方、乳房のX線撮影の場合のような極低線量の放射線が乳がんや白血病を招くかどうかについては論争が絶えない。大方の科学機関や規制当局は、市民を守るためには線量がどれほど少なくてもがんは引き起こされうると考えるべき、とする点で見解が一致している。だが、そうは考えない者もいて、一部は強固に反論する。

というわけで、検診についてアドバイスするには複雑な判断を迫られる。マンモグラフィーを受けはじめる年齢が早いほど、被ばくによって乳がんや白血病などのがんになるリスクが高まる。ところが悩ましいことに、かかりやすくなる遺伝子を受け継いでいる、あるいはかかりやすさが家族歴にはっきり出ている、といった理由で乳がんの発症リスクがかなり高く、したがってスクリーニング乳房X線写真（訳注　はっきりした症状がないうちに乳がんの有無を調べるために撮る乳房X線写真）の利益が最も高くなりそうなのが、低線量の被ばくで乳がんになるリスクが高い女性なのだ。

この複雑な兼ね合いを考えても、乳房X線写真による乳がん検診は命を救うと言える。それに、乳房の内部にとどまっている早期のうちにがんが見つかれば、必要とされる治療が減ったり、抗がん剤やホルモン剤による治療ではなく手術や局部的な放射線治療で済むかもしれない。乳がんによる死亡の一五〜二〇パーセントが、あるいはもしかするとそれ以上が、乳房X線写真による検診で予防されている。そのため、この検診はやるかやらないかではなく、何歳でどれくらいの頻度でやるかという話になる。

意見が分かれているのがこの点だ。アメリカでは、アメリカ予防医療専門委員会（USPSTF）とCDCが、乳がんのリスク要因をもたない女性に乳房X線写真による検診を五〇歳から七四歳まで隔年で受診するよう勧めているのに対し、国立がん研究所やアメリカがん協会などいくつかの専門機関は、四〇歳から毎年、健康なかぎり受診し続けるよう勧めている。ＵＳＰＳＴＦの分析によると、四〇歳から検診を受けはじめることで五〇歳で受けはじめるより約五パーセント多くの命を救えたが、不正確で最終的に間違っていたという判定がずいぶん多く伴っていた（乳房Ｘ線写真でがんの疑いありとされた異常ががんではなかったとわかるケースのことで、「偽陽性」と呼ばれる）。最終的に正しい診断が下されていたとはいえ、偽陽性の乳房Ｘ線写真は重大な身体的、心理的、経済的な代償を生んだ。乳房の生検を一回ないし複数回求められたり、自分は乳がんなのではないかと、もしかすると理不尽な、場合によっては深刻な恐怖心を抱いたりした女性がいたのである。また、検診を受けるのが毎年でも隔年でも乳がんによる死亡率の下がり方は同じようなものだったが、隔年のほうが偽陽性の乳がん診断数が少なくて済んだ。近ごろいくつかの州で条例により、医師がデンスブレスト（高濃度乳腺）の女性に対し、乳がんを発見するのにマンモグラフィーでは不十分かもしれず、超音波やＭＲＩなどの追加検査が必要になりうる、と説明するよう義務付けられた。これについては、そうした追加検診がデンスブレストの女性全般の利益になることを示す的確なデータがないという問題がある。私たち著者はこの状況を政治と科学の不幸な錯綜（混乱）だと考えている。

電離放射線は乳がんに対して複雑な役割を果たしている。乳がんの原因になることもあれば、早期発見に用いられて命を救うことも、治療に用いられて命を救うこともある。放射線生物学の点からは、スクリーニング乳房Ｘ線写真は利益（乳がんの早期発見）が潜在的なリスク（電離放射線への被ばく）を上回っている好例と言える。

肺がん検診

肺がんは世界で男女ともにがんによる最多の死因である。アメリカの場合、二〇一二年には二五万人ほどが発症して一六万五〇〇〇人前後が亡くなると推定されている。肺がんが見つかるのはたいてい、根治が望めないかそもそも効果的な治療法がないような進んだ段階だ。この死亡率の高さから（平均生存期間は診断から一年未満）、早期発見に並々ならぬ関心がもたれている。だが事情は乳がんの場合とかなり違う。肺がんはよく見られるが、誰もがリスクを抱えているわけではない。非喫煙者であるアメリカ人男性が肺がんになる生涯リスクは一パーセントにも満たず、女性となるとさらに低い。だがヘビースモーカー男性の生涯リスクは二五パーセントを超えており、そのため、乳がん検診の対象は一方の性全員だが、肺がん検診は高リスクの喫煙者（や元喫煙者）を対象とするのが最適と言える。

肺がん検診としてはこれまで、従来の胸部X線と唾液サンプルの分析で異常細胞探しが行なわれてきた。だが成果は思わしくなく、こうした検査で命を救えるという説得力あるデータはない。近年、三〇箱年——一日二箱を一五年、一日一箱を三〇年など——を超える高リスクの喫煙者（または元喫煙者）向けの肺がん検診技術として、胸部の低線量ヘリカルCTスキャンによる特別な放射線検診が試みられた。五万人以上を対象としたこの調査では、低線量ヘリカルCTスキャンによる検診を受けた集団の肺がん死亡者数が、従来の胸部Ｘ線による検診を受けた集団より二〇パーセント減っていた。

だが、つまりどういうことだったのか？　肺がん死を六〇件前後減らそうと思ったら、高リスクの三万人が年二回のヘリカルＣＴスキャンの三年にわたる受診を六年以上にわたって続けなければならないのだ。それでもこのデータにもとづき、アメリカ臨床腫瘍学会、アメリカ肺がん協会、アメリカ胸部疾患学会は現在、肺がんリスクの高い人にこの検診を勧めている。ＵＳＰＳＴＦをはじめとするほかの健康管理機関はこれを支持するに至っていない。ここで、肺がんの半数以上が非喫煙者や三〇箱年未満の喫煙者に発症していることを忘れてはいけない。そうした人はこの検査の対象外だった。肺がんの症例数として大きな割合を占めてはいるが、各自のリスクがたいへん小さく、検診で見込まれる利益リスク比が芳しくないからである。喫煙者集団のなかでさえ、肺がんの発症リスクはばらつきが大きい。そのため、検診で肺がん死を防げる確率は人によって一〇倍以上違う。よって、肺がん検診にかんするアドバイスは個別に考える必要がある。

肺がん検診はうまくいってもインパクトが小さいと予想されており、死亡者数は減っても五パーセントに満たないという。とはいえ、新しい放射線検診の利益リスク比は芳しい。肺がんの発症リスクが高い人だけ受診することになるからだ。先ほど紹介した調査でも、対象者の肺がんリスクは平均的な女性の乳がん発症率よりずいぶん高かった。肺がんリスクの高い人がヘリカルＣＴによる検診を受けるべきだとする結論は今でも論議の的だが、現状では受けるほうに分《ぶ》がある。

コンピューター断層撮影（CT）スキャン

南アフリカ生まれの物理学者アラン・コーマック（一九二四～一九九八）は、少年時代に星の魅力にとりつかれ、天文学者を目指して物理学を勉強した。だが、時が経つにつれ、魅了される対象が途方もない広さをもつ宇宙空間から素粒子物理学の扱う原子より小さい宇宙に変わり、併せてX線の技術に興味がわいた。科学で大きな役割を果たすことの多いセレンディピティー（偶然性）にも後押しされて、彼はこうしたものへの興味から体内の三次元画像をつくる方法を探しにかかった。そして、自分より前に誰もそれを検討していなかったことに驚かされた。

ケンブリッジの大学院で研究生として二年過ごし、帰国後まもない一九五五年、コーマックはケープタウンの病院からパートタイムで放射線科への勤務を依頼された。その職に競争相手はいなかった。なにしろ、物理学と放射性同位体の扱いの教育をどちらも受けたことのある人物がケープタウンにはほかにいなかったのである。与えられた仕事は人体の決められた位置に正確な線量のX線を照射する方法を突き止めることで、そのためには人体の各部が吸収するX線エネルギーの量を求める必要があった。取りかかったコーマックは、X線画像は単なる生データなのだとあらためて思い知る。通り道にあったもののすべてを重ね合わせて二次元で示しているのである。

当時はレントゲンが初めてX線写真を撮って六〇年が過ぎていた。コーマックは、濃度の違う組織がそれぞれ吸収するエネルギーの量はレントゲンがすでに解き明かしており、作業は簡単だと予想していた。自分の仕事はX線画像をいろいろな角度から撮って身体の地図をつくり、三角測量の式を用いて高解像度の画像を合成するだけだ、と。ところが驚いたことに、吸収される線量をレントゲンやあとに続いた科学者が計算したという論文は一篇もないばかりか、試みられた形跡もなかった。それから数年、コーマックは計算式に工夫をこらし、ついに身体をさまざまな角度や方向から貫くように撮影した多数のX線画像から一枚のクリアな画像を合成できるようになった（彼は後年、のちにイギリスに移り住んだオーストリアの数学家ヨハン・ラドンによって、同じような仕事が第一次大戦前になされていたことを知る）。そして自分の理論に磨きをかけ、洗練されたとは言えない手法を使って検証した。ところが、仕上げは技術屋にまかせるとばかり、一九六三年と一九六四年に二篇の論文を『ジャーナル・オブ・アプライド・フィジックス』誌に発表して、ほかの仕事にくら替えする。

一九六七年に田舎道を散歩していたとき、イギリスの電気技師ゴッドフリー・ハウンズフィールド（一九一九〜二〇〇四）はふと、「箱の貫通値をあらゆる角度から測定したら箱の中身がわかるだろうか」と考えた。レーダーの専門家であり、コンピューターメモリーの設計でも画期的な仕事をしていた彼はすぐさま、コンピューターを用いて多数のX線画像を合成することで、箱の中ばかりか頭蓋骨の中もわかるはずだと考えた。コーマックがラドンの仕事を知らなかったように、ハウンズフィールドもコーマックの仕事を知らないまま最初の装置を開発した。一九七一年には改良型の病院での使用に成功し、X線体軸断層撮影やコンピューター断層撮影（ＣＴ）などの名称で知られるようになった（ＣＴはComputed Tomographyの略語で、tomographyはギリシャ語で「スライス」を意味するtomosと「書く」を意味するgrapheinによる造語）。ＣＴはまもなく、レントゲンによる初期の業績以来となる放射線医学最大の進歩と称えられた。ハウンズフィールドの考案した尺度はCTスキャンの標準単位となり、彼とコーマックは一九七九年にノーベル医学・生理学賞を分け合った。

CTスキャンは今や医療に欠かせない。アメリカにはCT装置が六〇〇〇台ほどある。アメリカがん協会の推定によると、アメリカ人は二〇〇七年にスキャンを七二〇〇万回受けており（一九八〇年には三〇〇万回）、その数は年々増えている。これは厄介なことだ。CTスキャンは魅力的で便利な診断ツールではあるが、スキャナーが身体の周りを一回転するうちにコンピュータが体内の二次元X線写真を一七五〜二〇〇枚（あるいはそれ以上）撮影し、それをもとにコントラストのはっきりした三次元画像を合成する。これだけの線量を、それも一度に浴びるというのは、がんリスクを考えると危険なことである。

二〇一二年八月の『ランセット』誌に掲載された調査によると、いろいろな理由でCTスキャンを受けた子どもたちに白血病と脳腫瘍のリスクが高まっていた。従来のX線撮影に比べてCTスキャンの利点はたいへん大きい。X線写真なら見逃されそうな異常が見つかり、場所も正確にわかる。だが、CTを受けると従来のX線撮影に比べて放射線をはるかにたくさん浴びることになる。そのため、CTスキャンの使用には慎重な検討を必要とする。健康関係の専門家は、実施されているCTスキャンの三分の一は不要と見ている。それでも実施されるのは、放射線被ばくの利益リスク比が芳しいかどうかを医師が必ずしも計算していないからだ。また、患者が望むから、医師が訴訟リスクを下げるため、もしくはその両方を理由に実施されることもある。

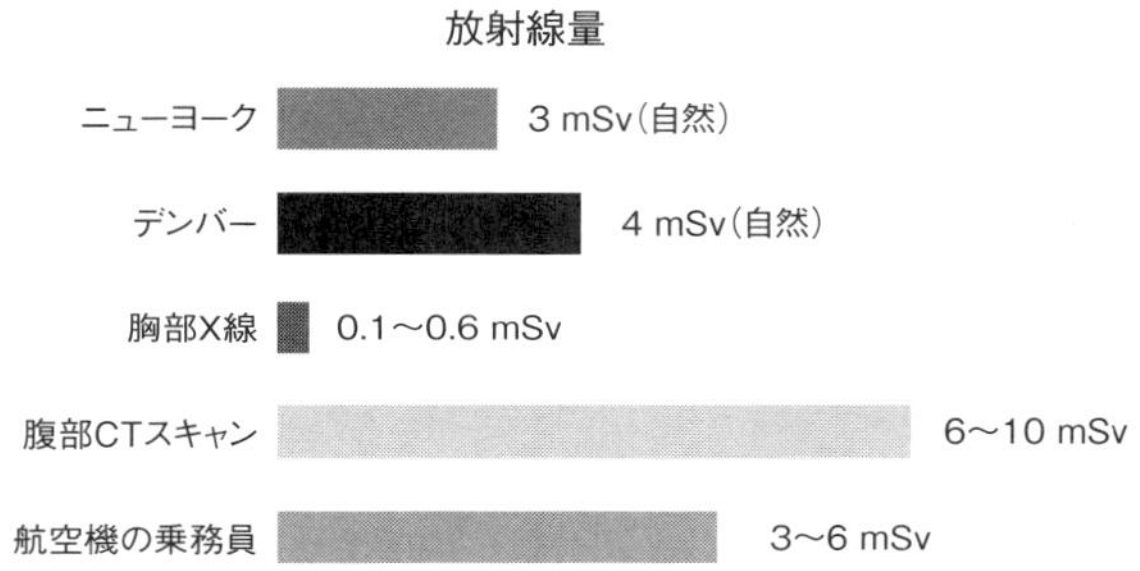

陽電子放射断層撮影《ポジトロン・エミッション・トモグラフィー》（PET）スキャン

PETスキャンでは、フッ素18を含むフルオロデオキシグルコース（FDG）という放射性のグルコース（ブドウ糖）が血中に注入される。PETスキャンで探すのは体内の代謝異常で、そこにはグルコースが集まって燃やされている。FDGもふつうのグルコースと同じく、代謝が活発な感染症やがんなどに集まる。FDGが放つ陽電子（ポジトロン）はセンサーが検知する。CTスキャンや磁気共鳴画像法（MRI）では器官の構造はわかっても機能がわからないところを、PETスキャンなら代謝が盛んな場所が二次元でわかる。CTやMRIを併用すれば、がんや感染症の位置を三次元で正確に突き止められる。患者は注射から一時間ほど、FDGが全身に行きわたってグルコースの代謝が活発な場所に集まるのを待つ。フッ素18の半減期は約二時間だ。正電荷をもつ陽電子は放たれても一ミリと飛ばず、この短い距離のうちに電子と相互作用できるくらいまでエネルギーを失う。PETスキャンにはアニヒレーションセラピー（訳注　「消滅療法」の

医療処置からの放射線量

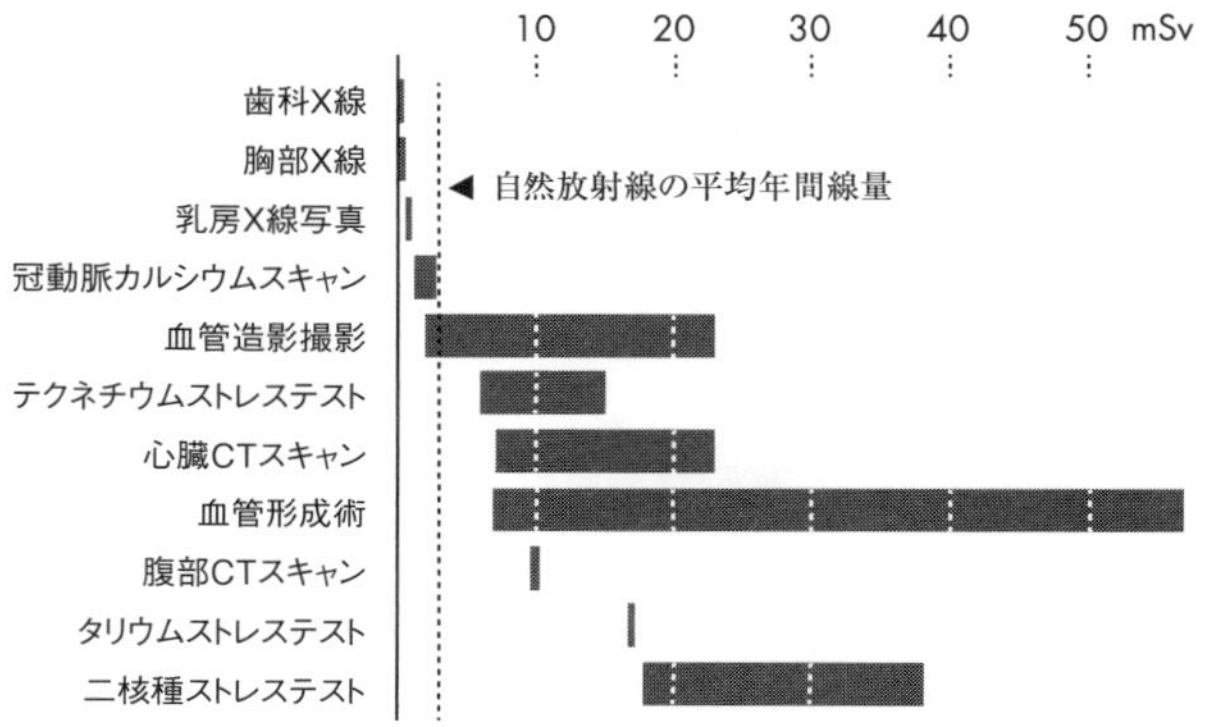

意）という呼び名もあるが、それは電子と陽電子が相互作用によって対《つい》消滅するからで、これにより二個の光子（ガンマ線）が生まれ、適切な放射線検出装置で検出できる。フッ素１８が崩壊していくにつれ、その組織への集積が記録されていく。フッ素１８は大半が六～二四時間で体外に排泄される。

　ＰＥＴスキャンで身体に何かを挿入されることはないが、電離放射線にさらされる。線量はそれなりに多く、通常は五～七ミリシーベルトほどで、年間の自然放射線量の倍くらいになる。ただし、最近の医療現場ではほぼ決まってＰＥＴ／ＣＴの併用スキャンが行なわれ、被ばくは二〇～二五ミリシーベルトとかなりの量になる。これは一年でふつうに浴びる自然放射線の七～八倍だ。併用ＰＥＴ／ＣＴスキャンでは体内と体外の両方から被ばくする。体内は放射線トレーサーから、体外はＣＴスキャンで身体を通り抜けるＸ線からである。医師はＰＥＴ／ＣＴの併用スキャンを求める前に、潜在的な利益リスク比を計算することが必要だ。患者は担当医に実施の理由、具体的な利益、浴びることになる線量を確認すべきである。そうした情報を知ったうえで、検査の実施に同意するかどうかを判断すればいい。担当の医師がそうした質問に答えられないなら、あなたはおそらくよからぬところにいる。

放射線治療

放射線治療では、比較的高線量の高エネルギー電離放射線を用いてがんなどの病気を治療する。第3章や第4章でも一部紹介したが、高濃度のヨウ素131を甲状腺がん治療に用いたり、イットリウム90を抗体に結合させてリンパ腫を治療したり、ストロンチウム90で眼の翼状片を治したりする。ほかにもさまざまな形態の放射線治療が行なわれている。がんによっては放射線を用いるのが最適な治療法であり、完治が期待できることもある。

放射線治療は、市民が浴びる人工放射線の量の平均に不相応に寄与する。放射線治療の受診者は集団にほとんどいないが、浴びる線量がきわめて高い。放射線生物学において、被ばくの健康への影響を予測するうえで注目されるのが「集団実効線量」だ。ご存じのとおり、各人の実効線量はミリシーベルトで表される。一〇〇〇人が電離放射線をそれぞれ実効線量で一ミリシーベルト浴びたとしよう。すると、集団実効線量は一〇〇〇人×一ミリシーベルトで一〇〇〇人ミリシーベルトとなる。ところが、一人が一〇〇〇ミリシーベルトを浴び、残り九九九人が放射線をまったく浴びなくても、計算結果は同じだ。放射線治療では一人が六万ミリシーベルト浴びることもあるが、集団実効線量は六万人が一ミリシーベルトずつ浴びた場合と同じになる。高線量の放射線治療を受けた人が、属する集団の平均線量の計算に、ひいては余分に浴びた放射線による健康被害の予測に、不相応に寄与する理由がおわかりだろう。

電離放射線はがんを発症させうるが、きわめて高線量になるとDNAに修復不可能なダメージを与えて細胞を殺す。発がんとはまるで逆の効果になるのである。そのため、高線量の放射線はがんの治療に用いることができる（集団の平均線量の計算で放射線治療が無視される場合がある。がん患者にしか当てはまらないからだ）。一般に、使われるのはX線、ガンマ線、荷電粒子（陽子など）、中性子、重粒子イオン（炭素イオン、ネオンイオンなど）で、アルファ粒子が用いられることもある。放射線増感剤と呼ばれる薬剤を用いると、放射線のがん細胞を殺す能力が増すようである。

体外照射では線源として体外の装置を使う。体内照射の場合、「小線源療法（ブラキセラピー）」では、セシウム137などの放射性物質を含むペレットないしシードを体内のがん近辺に置いて、前立腺がんや乳がんの患者を治療する。また、放射性核種を血中に注射することもあり、たとえば甲状腺がんの治療では高濃度のヨウ素131を使う。さらに、リンパ腫細胞と反応する抗体に放射性核種を結合させるというやり方もある。抗体が放射性核種をリンパ腫細胞まで連れていくので、身体のほかの部分が浴びる線量は少なくなり、リンパ腫の浴びる線量が高くなる。これは核兵器のようなもので、抗体が誘導ミサイル、放射性核種が核弾頭だ。このように放射性核種を（ふつうは静脈から）体内に注入する治療は「全身放射線療法」と呼ばれる。

アメリカでは、皮膚がん以外のがん患者の約半数——毎年五〇万人を超える——が、何らかの放射線治療を受ける。放射線治療だけのこともあるし、放射線治療を手術、抗がん剤、ホルモン剤と併用することもある。

電離放射線によりダメージを受けるのはがん細胞に限らない。周りにある正常な細胞が放射線の散乱で殺されるし、「バイスタンダー効果」といって、放射線による悪影響を受けた細胞が放つ物質によって、被ばくしていない付近の細胞に生化学的な変化が引き起こされることもある。がん細胞のほとんどの種類は正常な細胞より放射線による殺傷に弱いと考えられている。正常な細胞のほうが放射線によるダメージの修復能力が高いようなのだ。この能力差を活かすため、放射線治療は一般に分割して行なわれる。具体的には総線量を割り算して、数日ないし数週間かけて少しずつ照射する。正常な細胞は次回の照射までに放射線によるダメージを修復できるが、がん細胞はできないというわけだ。照射を分割することで、一度に照射するより累積線量を多くできる。放射線による影響の受けやすさ（「放射線感受性」）は細胞によって違う。たとえば、第４章で紹介した色素性乾皮症（ＸＰ）の患者の細胞は、ＤＮＡの二重らせんが紫外線で切断されたときにうまく修復できない。ＸＰの子どもの皮膚がん発症リスクが高いゆえんだ。がんのなかにも放射線による影響を受けやすいものがあることが想像できる。放射線増感剤は、放射線ががん細胞を殺す効率を高めるようである。

放射線治療はがんの完治や再発の防止にも役立つ。たとえば、乳がんで乳房の一部を切除した（乳腺腫瘤《しゅりゅう》切除術を受けた）女性は、たいていそれに続いて放射線治療を受けて、手術で取り切れなかった可能性のあるがん細胞を殺す。このアプローチは再発リスクを下げるのに効果的だ。がんの場所、大きさ、局部的にがんが再発するリスクにかんするデータなどに応じて、体外照射と体内照射がどちらも用いられる。

放射線治療ががんの治療ではなく縮小に用いられることもある。縮小を目指すものは緩和療法と呼ばれ、大きな肺がんが気道を塞いで呼吸を妨げている場合や、大事な血管を侵食して出血死のおそれが出た場合、あるいは咽頭がんや食道がんが呼吸や食事を妨げている場合にとりわけ重要となる。放射線を用いる緩和療法は、脳に転移したがんの治療によく使われる。抗がん剤の多くが脳に達しないからだ。また、骨髄腫などのがんが複数箇所にあって、がん細胞による侵食で脊椎骨などの骨が壊れた患者に対し、骨の特定の場所を治療するのにも用いられる。そうした骨への転移により脊髄が圧迫され、放射線治療をすみやかに施さないと麻痺が起こりうるからである。

放射線治療を成功させるには、放射線を当てる身体の場所（「照射門」ないし「照射野」）を正確に決める必要がある。この作業は通常、「シミュレーション」（「治療計画」）と呼ばれるプロセスでなされる。まず、ＣＴかＰＥＴまたはこの二つの併用やＭＲＩでがんと正常細胞との境を調べる。次に放射線腫瘍医が、がんとその周りの正常細胞に当てる線量と、それを達成するために最も効果的な放射線ビームの当て方を定める。正確に狙う必要があるので、患者は分割照射を受けるたび厳密に同じ位置にいなければならない。その実現にはいくつか方法があり、頭にマスクをかぶったり、皮膚に印を付けたり、照射の直前ないし最中に画像を撮影したりする（「画像誘導放射線治療」)。

組織や器官が違えば放射線による影響の受けやすさが違う。前にも触れたが骨髄、消化管、皮膚は影響を受けやすく、それは組織に含まれる細胞がどんどん分裂するからだ。脳や腎臓などの器官や組織は、かなりの高線量を浴びても修復不可能なダメージを受けずに耐えられる。放射線腫瘍医は、がんとその周りの正常な組織や器官の放射線感受性をふまえて、がんの種類と個々の患者に合わせて最適な線量を決めなければならない。放射線治療によって殺されやすいがんとそうでないがんがあるからだ。また、がんによっては場所が患者ごとに違う場合があり、したがって放射線によるダメージから守るべき周りの正常な組織や器官も違ってくる。

理想的には、シミュレーションで定められたがん部分に高線量が照射される。このとき、がん部分に隣接した一部の正常な組織にも照射されるのが望ましい。シミュレーション時の検査で見つからなかったがん細胞がそこまで広がっているかもしれないからだ（転移していたとしても従来の手法で検出できないがん細胞は「微小転移」と呼ばれる）。また、放射線治療を受けた患者が照射のたびに正確に同じ位置にいるとはかぎらない。だが、この危険な可能性は画像誘導を採り入れた新しいテクノロジーで下がりつつある。

放射線治療では、装置によってさまざまな種類の粒子や波が用いられる。体外照射の治療法では一般に光子を使う（「はじめに」を参照）。用いられる光子は、電気を使って光子ビームをつくるライナック（線形加速器）の内部で生成される。外部ビーム照射にもいくつか形態がある。最もよく用いられる「三次元原体放射線治療」では、定められた標的に当てる放射線ビームの形状を先進のコンピュータープログラムで精緻につくる。「強度変調放射線治療」では、小さな装置で治療中に強度を変えながら放射線ビームをつくり、正常な細胞組織を避ける。「画像誘導放射線治療」では、CTスキャンやMRIのような画像検査を治療中に繰り返し用い、放射線の当たる場所を何度も調整することで、腫瘍への線量を最大にし、正常細胞へのダメージを最小限に抑える。どの治療も、目指すところは当たる放射線の量をがん細胞にはより多く、正常な細胞組織にはより少なくすることだ。また、放射線をどう当てるにせよ、画像誘導を活用できる。こうしたテクノロジーによって頭頸部のがんや前立腺がんの生存率が向上すること、そして子どもや大人の脳腫瘍患者で後年に有害な影響が出にくくなっていることがすでに示されている。

厳密に定義された狭い範囲、たとえば脳下垂体にきわめて高線量を当てたいときがある。その場合は「ライナック定位手術的照射」あるいは〝ガンマナイフ〟と呼ばれる技法が用いられるだろう。ガンマ線を用いてピンポイントに照射し、脳の奥の手術を避けるのである。この技法が脳以外のがんを狙って用いられると「体幹部定位放射線治療」と呼ばれるが、やはりライナックが使われている。

一部の体外照射療法では、光子ではなく陽子などの荷電粒子を用いる。この療法の理論上の利点は、光子がエネルギーの一部を標的に達する途中でほかに渡すのに対し、荷電粒子はエネルギーを標的に直接伝えることだ。陽子は光子より正常細胞へのダメージを効果的に防げるのである。ただ、陽子を生成する装置はライナックより値段が二〇〜三〇倍も高く、そのためアクセスは限られている。それに、ライナックの新しいテクノロジーによって大人の腫瘍の大半に陽子を使う必要がなくなってきた。ほかには、電子のビームを用いる放射線治療もある。電子は人体に対する透過力が小さいので、電子ビームによる治療はたいてい皮膚がんや表面に近い細胞組織が対象となる。荷電粒子を用いた体外照射のさらに新しい治療法では、炭素、リチウム、ホウ素といった元素のイオンを用いる。

こうしたさまざまな体外照射療法と好対照なのが、放射性核種を体内の病巣に配する放射線治療だ。こちらは、線源の配置場所ががんの内部か、体内の空洞か、眼などの特定の部位かによって呼び名が違う。小線源療法（ブラキセラピー）では、放射性核種をシードと呼ばれる小さなカプセルに収め、針やカテーテルで目的の場所に配置する。シードに含まれる放射性核種は、崩壊して周りの組織に放射線を放つ。これにより該当部位にきわめて高線量を正確に当てつつ、正常な組織へのダメージを最小限に抑える。シードは治療が終わって取り除かれることもあれば、そのまま放っておかれることもある。

全身放射線療法では、放射性核種の摂取や注射が行なわれる。この場合、放射性核種ががんに向かわなければならない。甲状腺がん治療の場合、注射されたヨウ素１２５またはヨウ素１３１は甲状腺に選択的に取り込まれ、ほかの組織への放射線によるダメージが最小限に抑えられる。ほかにも、標的とするがん細胞の抗体に放射性核種を結合する、あるいは骨に集まるサマリウム１５３やストロンチウム９０などの放射性核種を用いて骨に転移したものを治療する、といった技法もある。

放射線治療のスケジュールとタイミングは多種多様だ。たとえば、手術の範囲を狭めるとともにに少しでも効果が高まるよう、がんを縮小する目的で手術前に行なうケースがある。こうした処置を「術前放射線療法」と呼ぶこともある。また、該当部分でがんが再発する確率を下げるためとして、放射線治療を術後に行なうこともある。乳腺腫瘤摘出術のあとに採用されることが多いこの治療方針は、「補助放射線療法」と呼ばれることもある。手術中の放射線治療（「術中放射線療法」）では、体外と体内のどちらの線源も使われうる。抗がん剤と併用される放射線治療は「化学放射線療法」と呼ばれ、ホジキン病をはじめとするリンパ腫など、いくつかのがんで治療によく用いられている。

放射線治療を受ける患者はよく、自分が放射能を帯びるのではないかと心配する。体外照射療法では決してそうはならない。一方、体内照射療法では、人体に放射性核種が残って崩壊し続けているうちは放射能をもつ。だが、シードが取り除かれるか崩壊が終わるかすると放射能はなくなる。また、放射性物質の入ったシードはたいてい身体の奥深くに配されるので、体表面まで届く放射線はきわめて少ない。ただし、体内の線源から放射性物質が放たれて、尿や唾液や汗などの体液から検出されることがある。そうした体液の扱いには注意が必要だ。

放射線治療による長期的影響

放射線治療は効果的な抗がん治療だが、悪影響を及ぼす可能性もあり、それについて次にまとめる。だが、悪影響はあるものの利益リスク比は十分高く、重要な抗がん治療となっている。

放射線治療による長期的な影響は人によって違い、何もないこともあれば、重大なものだったり、ともすると命を脅かすような影響が長く及んだりすることもある。一般に、ある部位に施した放射線治療が別の部位のがんリスクを高めるとは考えられていない。一方、かつて放射線治療を受けた部位ではがんが新たに発症するリスクが高まるが、発症自体はまれだ。放射線治療による長期的な影響には、照射を受けた場所によって白内障、虫歯や歯肉炎、心臓障害、甲状腺機能低下、不妊、腸管障害、肺疾患、記憶障害、骨粗鬆症《こつそしょう》などがある。胸部への照射を受ければ心臓や肺にのちに障害が発生する可能性が生じるし、腹部に照射を受ければ膀胱、腸、生殖腺に問題が起こりうる。新しいテクノロジーによって放射線をこれまでより正確に当てられるようになったので、ダメージを受ける正常細胞の数は減っている。固定照射や回転照射の精度がもっと上がれば、治療率は向上し、合併症は減るだろう。新しいテクノロジーを徹底した長期的調査と管理された臨床試験をもって評価することが重要である。

第7章　爆弾

核兵器

核兵器は、核分裂反応（原子爆弾）または核分裂反応と核融合反応（熱核爆弾ないし水素爆弾）を威力の源とする爆発装置である。ウラン235爆弾やプルトニウム239爆弾の猛烈な爆発からわかるように、核分裂あるいは核融合反応は通常兵器と桁違いのエネルギーを放つ。広島上空で爆発した原子爆弾「リトルボーイ」（おそらくフランクリン・D・ルーズヴェルトかJ・ロバート・オッペンハイマーにちなむ命名）は、トリニトロトルエン（TNT）にして約一万六〇〇〇トン（一六キロトン）分のエネルギーを放ったと推定されている。現代の核兵器の多くはその五〇〇倍強力で、一万キロトン相当だ。つまり、現代の核兵器が一回爆発するのと同じだけのエネルギーを放つには、TNTが一〇〇〇万トン要るのである。

ウラン235爆弾だったリトルボーイは重さが五トン近くあったが、含まれていたウラン23

5は八〇キログラムほど、エネルギーに変換された分は約七〇〇ミリグラムで、これは米粒三〇粒くらいの重さでしかない。長崎に落とされた原子爆弾「ファットマン」（おそらくウィンストン・チャーチルか、マンハッタン計画の責任者レズリー・グローヴス准将にちなむ命名）には、ウラン235ではなくプルトニウム239が含まれていた。ファットマンの威力はTNT約二一キロトン相当で、長崎の住民二四万人のうち六万〜八万人の命を一瞬にして奪い、八万人に傷害を負わせたが、死傷者数はリトルボーイより少ない。ファットマンが長崎に投下されたのは、当初の目標だった一五〇キロほど離れた小倉が雲で覆われていたからだった。広島と比べて死者数が少ないのは、爆発したのが目標とした高度でなかったうえ、起伏に富む長崎の地形（サンフランシスコやジェノヴァに似ている）のおかげで爆発による最悪の影響から守られた低地の住民がいたからである。

原子爆弾による死傷者数には驚かされるばかりだが、爆弾の効果を通常兵器と比べることが重要だ。前にも触れたように、原子爆弾による死者数は、第二次大戦中に通常兵器で空襲を受けた東京（おそらく一〇万人以上）やドレスデン（約二万五〇〇〇人）での爆撃による死者数とそう大きくは違わない。

核兵器が人を死傷させる仕組みについては大きな誤解が見られる。死者の大半は通常兵器の場合と同じく、核兵器の生み出す衝撃力（衝撃波）や猛烈な火力でやられた。第2章で触れたように、これらが広島と長崎における死因の九割方を占めている。あの二発の原爆が放ったエネルギーの約五〇パーセントは爆風エネルギー、約三五パーセントが熱エネルギーで、放射線はわずか一五パーセントほど、そのほとんどが中性子線で、付近を汚染しなかった。核兵器とほかの兵器との違いは、一発で大勢の即死者を出すことだ。また、放射線は核兵器だけの特徴で、原爆投下における（即死者ではない）初期の死者のうち一〇パーセントほどの人の死因が放射線だったと推定されている。また、原子爆弾からの放射線が被爆者のがんリスクを高めたことに疑いの余地はない一方、原爆からの放射線に由来するがんによる死者の割合は、ここ六五年間のすべてのがんによる死者のわずか八パーセントにとどまっている（がんによる死者六三〇〇人のうち約五五〇人）。なぜかと言えば、私たちの大半は放射線を余計に浴びなくても、性別に応じて三八〜四五パーセントの確率でがんで死ぬからだ。

一九四五年八月の原爆投下以来、アメリカ、ソ連／ロシア、イギリス、フランス、中国、インド、パキスタンが、そしておそらくはイスラエルと、もしかすると北朝鮮が、これまで二〇〇〇発を超える核兵器を爆発させてきた。これらの国々は合わせて約二万発の核弾頭を保有していると推定されており、そのうち約二五パーセントがただちに配備可能だ。大半は核分裂型だが、水素爆弾や熱核兵器などと呼ばれる核融合型を保有している国もある。

核分裂型の核兵器では、臨界未満質量の濃縮されたウラン２３５またはプルトニウム２３９を、従来の爆薬を用いて強制的に密集させる（爆縮）ことで、制御不能の持続的な連鎖反応を引き起こす。考え方としては、爆弾が破壊される前に内部の物質の一部をエネルギーに変換するわけである。そして、莫大なエネルギーと大量の放射性核種（「核分裂生成物」）を放ち、それが放射性降下物（フォールアウト）となる。

核融合型の核兵器はもっと複雑だ。核融合型では核分裂爆弾が水素の同位体（ふつうは三重水《トリチウ》素《ム》か重水素）どうしの核融合反応の起爆剤として使われる。核分裂反応で放たれて中で反射されたX線やガンマ線によって、核融合物質が圧縮され、強力に熱せられる。放たれる放射性降下物の量を増やすような物質で核兵器を覆うというやり方もある。核テロリストの目にはこのタイプが最も魅力的に映るかもしれない。

核兵器開発には兵器の運搬手段の開発が欠かせない。運搬手段は、日本の上空で爆発した投下型の爆弾を運んだ航空機のように実に単純なものもあれば、地上発射の大陸間弾道弾（ＩＣＢＭ）の場合のようにきわめて複雑なものもある。発射台には固定式（地下のサイロからなど）と移動式（ミサイル列車に載せるなど）がある。巡航ミサイルに載せれば、潜水艦に積んで常に位置を変えられるほか、戦闘機にも搭載できる。大砲から撃つ核砲弾は、ネバダ核実験場でテストされたが、一度も配備されなかった。宇宙への核兵器の配備も検討されてはいるが、（幸い）まだ成功していない。

どの運搬手段にも一長一短がある。爆撃機から投下する核兵器はかなり大型化できるが、爆撃機はあまり速くなく（ＩＣＢＭの一五分の一遅い）、展開に時間がかかる。また、航路の高度が低いと爆弾搭載機が迎撃されやすい。それに、爆弾がかなり大きい場合、爆撃機は爆破されたり乗組員が被ばくしたりしないよう、投下地点から急いで離れなければならない。ミサイルサイロから発射されるＩＣＢＭは航空機よりはるかに速く飛行し、航行高度が高くて迎撃されにくい。だが、サイロを攻撃されないよう「地下化」しておかないと、敵の目標にされる可能性がある。

ＩＣＢＭに搭載した核兵器が迎撃される確率は、核弾頭をＭＩＲＶ《マーブ》などと呼ばれる多弾頭ミサイルに搭載することで下げられる。潜水艦配備のミサイルは簡単には狙われないが、投下型の爆弾や地上発射のＩＣＢＭよりずっと小型でないといけない。ほとんどの国がこうした運搬手段を組み合わせて核抑止戦略を活発に維持しているが、国によって好まれている方法が異なる。

現存する核兵器の開発によってもたらされた健康への悪影響は甚大だ。一九四五年から一九六三年までに行なわれた地上での爆発実験により、大量の放射性核種、いわゆる放射性降下物（フォールアウト）が環境中にまき散らされた。放射性降下物は、核分裂生成物（セシウム１３７、ヨウ素１３１、ストロンチウム９０など）や、核分裂しなかったウラン２３５やプルトニウム２３９が、火球の途方もない熱で蒸発したものである。これらが一マイクロメートル前後という、ある種のウイルスほどの大きさしかない微粒子浮遊物となる。この超微粒子がたちまち成層圏まで噴き上げられ、爆発の起こった半球全体に広がっていく（南北半球の風が入り交じることはまれで、北半球での大気圏内核実験は北半球に暮らす人にだけ悪影響を及ぼす）。

核実験で放たれた核分裂生成物の大半は短命で、健康にはほとんど影響を及ぼさない。だが、ある程度ないし、かなり長生きするものもあり、ヨウ素１３１、セシウム１３７、ストロンチウム９０にさらされることで重大な健康被害が引き起こされてきており、これからも起こるだろう。

その顕著な一例が、「ラッキードラゴン」という皮肉な英語名で知られている第五福竜丸の乗組員に起こったことだ。第五福竜丸は、一九五四年三月にビキニ環礁で行なわれたキャッスル作戦のブラボー実験で水爆が爆発した際、危険区域のほんの少し外側にいた。爆発後の数時間、核爆発によって放射性物質と化したサンゴなどの放射性降下物が、真っ白な粉となって乗組員に降り注いだ。乗組員らはそのほぼ直後から急性放射線宿酔《しゅくすい》の症状に見舞われ、七カ月後には無線長が亡くなった。福島でも起こり、今も懸念されている魚の放射能汚染が、このときもマグロなどに対して心配された。アメリカ政府はこの核実験に絡んで日本に二〇〇万ドルの賠償金を支払っている。

アメリカがビキニ環礁付近で行なった水爆実験によってロンゲラップ環礁が汚染され、住民は数年間避難を強いられた。なかには甲状腺がんを発症するなど、甲状腺に異常が見られた者もいた（ビキニ環礁は一九四六年に行なわれたクロスロード作戦の原爆実験で悪名が轟いており、フランスの自動車技師ルイ・レアールが自分の考案した水着を「ビキニ」と名付けたきっかけになっている）。

大気圏内核実験による放射性降下物と核の拡散に対して人びとの懸念が募り、そのような核実験を禁止した一九六三年の部分的核実験停止条約、そして核関連技術にさらなる制約を設けた一九六八年の核拡散防止条約へとつながった。一九九六年には、核兵器の実験を禁止する包括的核実験禁止条約に多くの国が署名し、少なくとも理論上は、核をもたない締約国への核兵器拡散を防いでいる。残念ながら、インド、パキスタン、北朝鮮のような肝心の国々が署名しておらず、アメリカ、イスラエル、中国などの各国は署名したが批准していない。アメリカは一九五九年から二〇一〇年までに、第一次および第二次戦略兵器制限交渉（ＳＡＬＴ）、第一次戦略兵器削減条約（ＳＴＡＲＴ Ｉ）、戦略攻撃能力削減に関する条約（モスクワ条約）、新ＳＴＡＲＴ、大統領核イニシアティブなど、二〇をゆうに超える条約を結んできた。そのほとんどが批准されていないが、核兵器の削減にはつながってきた。米ロによる「メガトンからメガワット計画」では、ロシアの備蓄から一万八〇〇〇発の核弾頭が削減され、高濃縮ウランがアメリカの原子力発電所で使われる物質に転換されて、アメリカの電気の一〇パーセントを生み出している。残念なことに、二〇年にわたるこの計画は二〇一三年に終わる。

一九八六年、世界には六万五〇〇〇発の核弾頭があった。それが二〇一二年三月の時点で配備可能な数は四二〇〇発を下回っており、そのうちロシアの管理下が一四九二発、アメリカの管理下は一七三一発だ。九五パーセント近いこの削減は、人類のふるまいに画期的な変化があったことを示している。敵同士がきわめて強力な兵器をこれほどの規模で自発的に放棄したというのは、人類史上あったとしてもきわめてまれだ。こうした行為の背景にあるのは、核兵器の恐ろしいほどの破壊力か、それとも漸進的な進化か、人類のふるまいの近代化か、あるいはこうした要因の組み合わせなのだろうか。いずれにしても、史上最大の自発的武装解除を導いたのが途方もない破壊力を秘めた核兵器の開発だったというのも皮肉な話である。

爆弾による中性子と原子炉事故での中性子

中性子がほかの電離放射線より人体の奥深くまで入り込むことを、核兵器の開発者が忘れることはなかった。冷戦真っただ中の頃、人口の密集したヨーロッパが戦場になる可能性があった一九五八年、カリフォルニア大学ローレンス放射線研究所（現ローレンス・リバモア国立研究所）の物理学者だったサミュエル・T・コーエン（一九二一～二〇一〇）が、新しい種類の核兵器として放射線強化型兵器（ERW）、いわゆる中性子爆弾を提唱した。この爆弾では従来の水爆からウランの覆いが取り除かれており、中性子（射程が荷電粒子より格段に長い）がより多く飛び出してくるようになっている。放たれた中性子は、遮蔽のかなりしっかりした建物や重装甲戦車をも貫通し、敵に致死量の放射線を浴びせることになる。陽子やアルファ粒子といった電離放射線なら鉛のような高密度の素材で止められるが、中性子はそれらを軽々と突き抜けるからだ。

中性子爆弾による爆風は水爆の約半分だが、放たれる放射線の量はほとんど同じ、つまり放たれるエネルギーに放射線の占める割合が増えており、加えて放射線が遠くまで届く。とはいえ、TNTにして一〇～一〇〇キロトン単位の局地的な爆風効果も及ぼす。しかし、中性子爆弾の狙いは物理的な破壊ではない。死者を増やしつつ、建造物の被害を抑えることなのだ。設計の意図はふつうなら保護される兵士を殺すことで、とりわけ装甲車に有効とされた。中性子は劣化ウラン装甲材との相互作用で戦車に放射能をもたせ、頑丈な鋼鉄の保護を致命的な障害に変える。

中性子爆弾はアメリカ、ソ連、フランスが開発し、初の実験は一九六二年にアメリカで成功したが、核実験の停止や、中性子爆弾により核兵器が使われやすくなるという強固な反対（特に、戦場になりそうな西ドイツによる）があって、配備されたことはない。

人間が中性子線を浴びることによる悪影響は、死者が出た少なくとも七回の臨界事故が見せつけている。「臨界《りんかい》」と呼ばれる状態は、連鎖反応を起こすのに十分な量（「臨界質量」）の分裂可能物質が存在すると発生し、核分裂反応に絡むあらゆる放射線（中性子もその一つ）が放たれる。最初の二件の臨界事故は、一九四五年と一九四六年にロスアラモス国立研究所で起こった。チェレンコフ放射が起きたと思われる制御不能の核反応を科学者が誤って引き起こしてしまったのだ。チェレンコフ放射という呼び名は、一九五八年にノーベル賞を受賞したロシア人科学者パヴェル・アレクセイヴィチ・チェレンコフ（一九〇四〜一九九〇）という、この核分裂反応の現象を初めて徹底的に研究した人物にちなんで付けられた。商用炉の燃料棒をとりまく水が青く光って見えるのは、電子がスピードダウンするときのチェレンコフ放射による。

中性子は核反応についてまわるので、核関連施設でも放たれる。一九九九年九月三〇日、東京から北に一一〇キロほどという東海村の原子力燃料処理施設で、作業員らが硝酸ウラニルを移していた。硝酸ウラニルは、使用済み核燃料棒にたまった物質を硝酸に溶かしてできるウラン化合物である。作業員らは、誤って分裂可能物質を本来よりたくさん容器に入れて、臨界を引き起こした。ウラン原子は猛スピードの中性子（高速中性子）を放つが、連鎖反応を増殖させるのには概してあまり効果的ではない。ところが、硝酸ウラニルを移した先の容器の水が中性子の速度を落とし、連鎖反応を持続しやすくしたのだった。臨界はパルスのように増減を繰り返したのち、二〇時間にわたって続いたが、ほかの作業員らがタンクから冷却水を抜き切ってようやく止まった。施設の作業員と近隣の住民の合わせて六六七人がさまざまな量の放射線を浴びた。硝酸ウラニルを移していた三人の作業員がそれぞれ三〇〇〇ミリシーベルト、一万ミリシーベルト、一万七〇〇〇ミリシーベルトを浴び、後者二人が命にかかわると判断された。七人の作業員が五〜一五ミリシーベルトを浴びたほか、近隣の住民一人が二〇ミリシーベルト以上を浴びた。チェルノブイリとゴイアニアでの経験を買われて、ゲイルが東京に呼ばれた。そして、東京大学の千葉滋《ちばしげる》と前川和彦《まえかわかずひこ》、東京大学医科学研究所の幸道秀樹《こうどうひでき》と浅野茂隆《あさのしげたか》とともに、症状が最も深刻だった三人の治療に当たった。

放たれたのがガンマ線だけだったのか、あるいは中性子線も含まれていたのかを確かめるには、時間と検証を要する。この事故では、作業員の一人が青い光を見たと証言した。その示唆するところはチェレンコフ放射で、だとするとガンマ線とともに大量の中性子線が放たれている（初期の核科学者たちは、臨界質量を集める際、臨界にならないように臨界に近づけるという危ない橋を渡っており、この行為を「ドラゴンの尾をくすぐる」と表現していた）。

青い光を見たという証言を受け、すぐに周辺からの避難が要請された。証言した作業員は近くの部屋に連れていかれると、そこで一分ほど気を失い、一〇分もしないうちに吐いた。そして一時間もしないうちに下痢が始まり、それが二日続いた。臨界事故だと明らかにわかる爆発などの現象が起こらなかったため、医師団は被害者の体内にナトリウム２４があるかどうかを調べて、大量のガンマ線を浴びただけなのか、それとも中性子線にもさらされたのかを判断する必要があった。

人体に含まれている数多くの放射性核種のなかにナトリウム２４はない。ナトリウム２４は放射性で、体内に大量にある非放射性のナトリウム２３（塩分）に中性子がぶつかって核変換されることでつくられ、半減期は一五時間である。事故で中性子線が放たれたかどうかを確認するため、作業員の尿と汗が採取され、検査された。ナトリウム２４は検出された。

二人の作業員がきわめて高線量を浴びていたことから、日本の医師団とゲイルは彼らの命をとりとめるため、破壊された骨髄を移植しようと考えた。そこで、患者のきょうだいから得られた造血細胞、あるいは血のつながりのない子どものへその緒から得られた造血細胞を移植した。移植された細胞は被害者の骨髄の機能をうまく肩代わりしたが、肺や消化管に浴びた途方もない高線量によって回復不可能なダメージが引き起こされ、それが最終的に命を奪った。

中性子爆弾が秘めている致命的な効果に疑いの余地はない。世界規模の熱核戦争についてもしかりだ。広島と長崎の直後、人びとは核兵器に人類の終末を見ていた。だが歴史家の故ポール・S・ボイヤー（一九三五〜二〇一二）に言わせれば、冷戦が国際政治の標準状態となり、米ソのミサイル備蓄が大量破壊と相互抑止をどちらも請け合ったとき、「即時に廃墟と化す」脅威はなぜか許容された——というか、無視された。核兵器の脅威は原発事故のはらむ危険性よりはるかに甚大だ。だが、核兵器の大規模使用が地球上の生命にもたらす被害があまりに破滅的だからか、それ以上に小さな出来事のほうが心配されがちである。

「汚い爆弾《ダーティ・ボム》」の効果

各国の安全保障機関は、国家によって管理されている兵器の大半にテロリストの手は届かないと考えている。その代わり、盗まれたかどこからか回ってきたかして入手された核分裂性の材料で、テロリストが自家製の〝原子爆弾〟をつくることに取りかかりはしないかと懸念している。私たちの多くは、テロリストが少量の放射性物質を手に入れて汚い爆弾《ダーティ・ボム》（正式には「放射性物質散布装置（ＲＤＤ）」）を爆発させはしないかと心配する。汚い爆弾は、即席の核爆弾として爆発による破壊力があるのはもちろん、放射性物質を狭い範囲にまき散らして、それなりの数の死傷者を出し、大勢をパニックに陥れる。一九八七年のゴイアニアでセシウム１３７の管理が不十分だったせいで放射性物質がまき散らされた事件は、放射性物質による世界最悪の汚染事故に数えられているが、このときに汚い爆弾の効果の数々が爆発なしで生み出された。

見方を変えれば、この事件はテロリストがＲＤＤを都市で爆発させたらどうなるかを少しばかり見せてくれたことになる。世界には、セシウム１３７やコバルト６０からのガンマ線を照射する放射線治療装置が約一万台あり、特に発展途上国でがんの治療に使われている。放射線治療の拠点なら、小線源療法（ブラキセラピー）に用いられるセシウム１３７、コバルト６０、ヨウ素１２５、ヨウ素１３１、イリジウム１９２、パラジウム１０３、ルテニウム１０６など、大量の放射性物質が手近なところにある。また、セシウム１３７やコバルト６０をはじめとする数多くの放射性核種が、何千何万という工業施設、大学、研究機関にある。そして、アメリカと旧ソ連諸国には、不活性化された核兵器を保管する数多くの施設に放射性物質がある。

ゴイアニアで見られたように、放射線治療装置を盗んで線源を取り外すことは可能だ。テロリストなら、それを（または複数個を）従来の爆破装置といっしょに爆発させることにより、おそらく一・三平方キロメートルほどの範囲を汚染させられる。

そうした爆発に遭って衣服や肌に検出可能な放射性物質を浴びた場合は、徹底的に洗浄することですぐに除染できる。爆発の現場は許容できないほどの放射線にさらされると思われるが、洗浄や遮蔽などの除染、必要があれば短期ないし長期の避難を行なうことで緩和できるだろう。それに対し、放射線源を検出されないように運ぶことは、難しいばかりか危険でもある。遮蔽が取り除かれたときの放射線レベルは、即席爆弾に放射性物質をセットしようとする者を誰であれ殺してしまう量になるからだ（皮肉なことに、いちばん危険な目に遭うのは放射性物質を扱うテロリストである。最も深刻に被ばくすることになるからだ。しかし、自爆テロ犯ならそんなことは気にしない）。

小さな汚い爆弾は放射性物質を放つに違いないが、市民にとって最も危険なのは爆発でも放射線でもなく、直後に広まる混乱やパニックと、その後の政治的および経済的な余波だ。医療機関は本当に放射線宿酔になった人と、おそらくはこちらのほうが多くなりそうだが、なったと思い込んだ人であふれかえり、ある都市がそうした大混乱に陥ると、ほかの都市に飛び火してさらなるパニックを生むだろう。

放射線治療装置のような放射性物質を含む機器から物質が取り出され、それを使った爆弾が爆発した場合、衝撃波や飛び交う破片によって現場付近で死傷者が出るだろう。放射線の点では、被害者がすぐさま医療処置を必要とするようなことにはならないと思われる。一部の科学者は、セシウム137を約二キログラムのTNTで単純に爆発させても、セシウム七〇〇グラムほどのセシウム137が分散して致命的な状況にはならないと考えている。国際原子力機関（IAEA）のある科学者によれば、「［二〇〇一年］九月一一日のような大量の死傷者を出すような汚い爆弾は想像しづらい」。

実は、テロリストは爆弾を爆発させる必要はない。放射性物質をばらまいたり建物に塗りつけたりすればいいのだ。ただし、爆発であれば起こせそうなパニックは期待できなくなる。

だからといって、汚い爆弾による危険性は考えなくていい、脅威を真剣に受け止めなくていい、ということにはならない。だが、爆弾はさておき、喜ばしからざる事実として、放射性物質漏れはよく起こっており、高圧水や特殊な液体で除染されている。プルトニウムも除染可能だ。放射性物質による汚染として予期されるものはたいてい、時間とお金と労力をつぎ込む気があれば除染できる。

ゲイルとアレクサンドル・バラノフは二〇一一年の『ブルテン・オブ・ジ・アトミック・サイエンス』誌で、こうした装置から取り出された放射性物質でできることとできないことについて、政策立案者や市民を啓蒙すべきだと論じた。ほぼすべてのシナリオで、住民は近くの建物から退避しないほうがいい。むしろ中にとどまり（あるいはできるだけ早く中に入り）、窓を閉めて外の空気を吸わないようにし、シャワーを浴びて汚染をできるだけ洗い流し、放射性物質の粒子にさらされた可能性のある食べ物を口にしないようにする必要がある。爆発現場の近くで建物から退避するということは、建物の扉を開いて遮蔽効果を下げることになり、えてして放射性物質への被ばくを増やす。放射能雲が発生した場合は、それが通り過ぎるまで屋内にとどまるべきだ。放射性物質で土壌が汚染された場合は、放射能の強さが測定され秩序だった避難が計画されるまで、屋内にとどまっていたほうがいい。大事なのはパニックに陥らないこと。逃げようと右往左往しても、けが人や被ばく量が増えるだけだ。核兵器の専門家であるベネット・ランバーグが二〇一二年に私たち著者への私信で述べたように、ＲＤＤはさまざまな意味で「大量破壊兵器」ではなく大衆攪乱《かくらん》兵器」なのである。

放射能兵器としての原子力発電所

ランバーグは『敵の兵器としての原子力発電所——知られざる軍事的危難（*Nuclear Power Plants as Weapons for the Enemy: An Unrecognized Military Peril*）』において、原子力発電所が通常兵器で爆撃され、大量の放射性物質がまき散らされる可能性について述べている（一九八一年、イスラエル軍機がイラクの原子炉を破壊したが、そこは建設中で核燃料はなく、そのため放射性物質はまき散らされなかった）。彼は同書で、二〇〇一年九月一一日の同時多発テロ以前の各国政府が、原発だけでなく化学工場についても、この脆弱性にほとんど関心を示さなかった様子を詳しく語るとともに、イギリスの王立環境汚染委員会による報告書から次の部分を引用している。「化学プロセス工業がここ数十年で大きく発展して工業プラントが数多く建設されており、それらが武力攻撃で被害を受ければきわめて深刻な事態になりうる。原子力施設固有の側面は、引き起こされうる放射能汚染の影響がきわめて長期に持続することだ。原子力発電が以前から発展していて［第二次大戦中に］広く用いられていたとしたら、中欧の一部の地域はセシウムによる土壌汚染で今も居住不可能だっただろう」

アメリカ連邦議会調査局が二〇〇五年に出した報告書によれば、原子力発電所は「ハリケーンや地震などの極端な現象に耐えるよう設計されているが、世界貿易センタービルやペンタゴンに激突したような燃料満載の大型航空機による攻撃は、設計仕様の策定時には考慮されていなかった」。

これに対して原子力業界は、そうした攻撃があったとしても核燃料を保持している原子炉容器が突き破られる可能性は低く、「世界貿易センタービルの構造部を融かしたような持続的な火災は、攻撃に用いられた航空機が燃料満載の翼を含めて格納容器を完全に貫通しないかぎりは起こりえない」と応じている。

原子力発電所がテロ攻撃を受ければ、メルトダウンが起きて放射性物質が放たれる事態に陥るかもしれない。その可能性を下げるため、アメリカ原子力規制委員会（ＮＲＣ）は二〇〇三年四月の指令で、攻撃に対する備えとして「最大の合理的な脅威を想定し、統制された民間警護隊が既存の法律のもとで対抗して施設を防御」しなければならないと述べている。原子力関連施設では、複数の攻撃シナリオに対応できるよう、要員の訓練を定期的に実施している。原子力発電所の脆弱性は今なお懸念材料だが、九月一一日のテロから一〇年が経ち、セキュリティは向上している。

放射線が絡んだ偶発事故

放射性物質がまき散らされる要因としてテロに注目するだけでは、放射性物質が世界中に存在しており、それを人間が使い、保管し、運び、ときに置き間違えたり忘れたりしている、というもっと大きな視点を欠くことになる。人間はミスを犯すものだ。ゴイアニアでの事件は、きわめて放射能の強い物質が誤って取り扱われた異例の出来事ではない。一九八三年も暮れようという頃、テキサス州エルパソと国境をはさむメキシコのファレスで、ゴイアニアでの一件とたいへんよく似た事件が起こった。ある電気技師が、うち捨てられた放射線治療装置のコバルト６０満載のカプセルを回収し、危険性を知らずにトラックの荷台でそれを開けた。そして、自分の廃品置き場へ帰る道中で、放射能をもったペレットをあちこちでこぼしていった。

多数のコバルト６０ペレットが、スクラップといっしょに二箇所の鋳造場へ持ち込まれ、そこでテーブルの脚や建設用の補強材につくりかえられた。合わせて数千トンの金属が汚染された。放射能をもった金属はしばらく検出されずにいたが、それを積んだトラックがニューメキシコ州で曲がるところを間違え、ロスアラモス国立研究所の近くを通って放射線警報を鳴らしたためにようやく発覚した。捜査官は汚染された金属の残りをアメリカ国内数州とカナダで見つけ出したほか、汚染された鉄筋がメキシコの少なくとも四州で何百という新築家屋に使われていたことを突き止めた。

この事故では、スリーマイル島原子力発電所から漏れ出た分の約一〇〇倍にのぼる放射性物質が放たれ、多くはなかったがそれなりの線量を二〇〇人以上が長期に浴びた。この一件は北米で最悪の放射性物質漏れ事故とされている。

こうした話は物騒なほどよく起こっている。一九九八年、国際原子力機関は放射線源の安全性と放射性物質のセキュリティだけを扱う会議を初めて開いた。共催者には、欧州委員会、国際刑事警察機構（インターポール）、世界税関機構、フランス原子力庁が名を連ねた。報告書では、放射性物質がどれほどの頻度で誤って取り扱われているか、紛失しているか、単純に見逃されているかが明らかにされた。

ＮＲＣには線源の紛失や盗難が毎年二〇〇件ほど報告されている。一九八三年以降、そのうち二〇件で線源が製鉄所などの鋳造場で融かされ、新しい材料としてリサイクルされていた。だがこれらは装置が不適切にリサイクルされたケースのごく一部でしかないとＮＲＣは考えている。それでも、放射線検出装置は多くの廃品置き場や金属再生工場で概して正門に備えつけられてはいる。小さな放射性物質は発見されるまでにチェックポイントをいくつもすり抜けていることがある。検出装置は高価なので、イギリスでは、手持ちの在庫を監視するために検出器を備えつけているか、少なくとも携帯型検出器を保有している廃品回収業者は全体の半分ほどしかいない（この問題は経済発展の遅れている国々ほどたいへん大きい可能性がある）。

一九九八年、スペインのカディスからそう遠くないところにある製鋼所で、セシウム１３７を含む医療機器が監視装置で検知されずに門を通過し、製鋼過程でほかのスクラップといっしょに融かされた。このとき発生したガスが工場の煙突から放たれ（放射線検出器は備え付けられていたが、作動していなかった）、大気中に拡散した。これにより、一時的に平常時の一〇〇〇倍の放射線測定値がフランス、スイス、イタリア、オーストリア、ドイツで観測された。また、一九八二年から一九八四年にかけて、廃品に混ざっていた放射性金属が融かされて鉄筋に使われ、台湾北部で少なくともアパート二〇〇〇戸の建設に使われた。ある報道によると、少なくとも一万人が長期にわたって低線量を被ばくし、数人が亡くなった。住民のがんリスクが高まったことをほのめかす分析もある。これらのデータは、長期の低線量被ばくでがんが発症しうるという主張で引き合いに出されている。

ゲイルはロシアで、ラジオグラフィー装置の取り扱い不注意による事故の話を間近で耳にしたことがある。ビルの建設に用いられるモジュラーユニットは、次々と積み上げられたのち、ラジオグラフィーと呼ばれる非破壊検査にかかって、鉄鋼の強度が均一で結合部が適切であることが確認される。一般に、現場で行なうラジオグラフィーではガンマ線を放つ強力な線源が用いられる。それを検査対象の片側に置き、写真フィルムを反対側に置く。やっていることは病院でのX線撮影と同じだが、使うのはX線撮影機のような放射線発生装置ではなくて放射性物質そのものだ。ラジオグラフィー装置では、線源としてイリジウム192（半減期は七四日ほど）がよく用いられている。こうした装置はその用途からして持ち運べるようにできているので、簡単に盗まれてRDDづくりに使われかねない（放射性物質の使用による放射線事故で最も多いのが工業用ラジオグラフィー絡みである）。

一九八〇年代にソ連時代のハリコフで行なわれた組み立て式アパートの建築で、ユニット検査に用いられていたセシウム137装置がひもから外れ、なぜか誰にも気づかれずにコンクリートの平板の一部となって、ある部屋の寝室の壁になった。そこで暮らした一家は病気になって出ていった。そのあと越してきた人たちも病気になった。この寝室を共有し、線源の隠れている壁に足を向けて寝ていた兄弟は、脚に発疹や潰瘍が現れ、のちに骨髄不全を発症した。兄のほうは、かかとに骨のがん（骨肉腫）も患って命を落としている。住民や現地当局は、こうした健康問題を不運のせいにしていた。この話がめぐりめぐって、ゲイルのロシアの同僚アレクサンドル・バラノフの耳に届いた。彼はすぐさま原因は急性放射線症ではないかと疑った。そして問題の部屋に派遣された検査官らが、壁の中の線源をすぐさま発見して回収した。子ども一人とその母親がすみやかに病院に収容されて治療を受けた。

第8章　原子力発電と放射性廃棄物

発電に安全な方法はあるか？

　電気は社会、産業、経済、そして人間の健康状態を根本的に変えた。二〇〇九年の『ランセット』誌に掲載された論文で、アニル・マーカンジャとポール・ウィルキンソンが発電と健康にかんする調査結果を詳しく報告している。それによると、一八二〇年から二〇〇二年のあいだに、西欧諸国の一人当たりの実質年収はおよそ一二〇〇ドルから一万九〇〇〇ドルへと一六倍になった。同じ期間に、平均余命は四〇年から八〇年近くにまで延びた。一九世紀に動力源が動物から蒸気へ、そしてガスへと変わったことで、生産性が向上するとともに、動物の排泄物が絡む健康問題が大幅に減った。二〇世紀に入って電気の使用が広まると工業の生産性が急上昇し、技術の急速な進歩と相まって生活水準と健康に恩恵をもたらしてきた。暖房や料理を木材に、そして照明をろうそくに頼る必要がなくなったことで、火事のリスクが下がり、屋内の空気がきれいになり、外が寒くても部屋の中が暖かくなり、こうしたすべてが（抗生物質などの医学の進歩とともに）健康を増進させ、寿命を延ばした。加えて、電気の使用効率がすこぶる高まった。電気エネルギー一単位から現在得られている出力は、一八五〇年当時と比べて四・五倍大きい。

残念ながら、大量に発電する手段はどれをとっても、汚染による健康リスクや発電の過程で生じる副産物の保管といった大きな難点を抱えている。天然ガス（化石燃料の一つ）なら、生産で帯水層に害を及ぼし、燃焼で二酸化炭素が発生し、ガス漏れでメタンが放たれる。メタンは二酸化炭素の二五倍もたくさん熱を捉える温室効果ガスだ。エネルギー源として最も広く用いられている石炭になると、二酸化炭素のほかに、塩化水素などの酸性ガス、水銀、ヒ素、鉛、ベンゼン、ホルムアルデヒドのような毒物、トリウムやウランといった放射性核種など、少なくとも八四種類の有害な大気汚染物質や毒物を放つ。だが、大気圏に何も放出しない発電手段にすら問題はある。風力や太陽エネルギーの利用は天候に左右される。風力タービンは鳥やコウモリを殺すほか、一部の人は景観を損なうと考える。従来の太陽エネルギー施設は広い土地を要する。パイプに用いる銅を採掘すると、銅といっしょにとれることの多いトリウム、ラジウム、ウランのような放射性核種が地表に出てくる。いくつかのデータによると、従来の太陽エネルギー発電に由来する放射線の量は、メガワット当たりでは原子力を上回っている可能性がある。太陽電池での発電に使われる毒性のきわめて強い素材は、放射性核種とは違って決して崩壊せず、永遠に健康上有害であり続ける。水力発電はダムや貯水池を必要とし、魚や鳥に影響を与え、河川を変える。故郷へ帰ろうとする産卵期のサケが死ぬ。そして、ダムに最適な場所の多くはすでに使われている。

再生可能エネルギー技術はどれも発電全体に重要な貢献をしているが、どれ一つとして、化石燃料の燃焼や原子力発電所の運転で現在まかなわれているエネルギーの大部分を代わりに供給できそうにはない。環境に最も優しそうな、治水と発電を目指す水力発電ダムさえ、思わぬ事態を引き起こすことがある。エジプトのナイル川上流にあるアスワンハイダムは、毎年の洪水を防ぐとともに、エジプトの電気の大部分をまかなっている。また、ナイル川下流の流れを緩め、川の周辺を走る運河の水位の季節変動を小さくした。だが、流れを緩めたことで感染症が増え、クラミジアやビルハルツ住血吸虫で一〇〇万例もの失明や住血吸虫症（下腹部が大きく膨れるなど）を引き起こした。

毎年、単一取引としては文明史上最大級の富の移転が、石油を中心とする化石燃料の購入で繰り返されている。その額は当面増える一方に違いない。世界人口が増え、発展途上国の経済が成長するにつれ、あらゆる形態のエネルギーへの需要が高まるだろう。発展途上国で生活水準が上がるのに合わせて、新たに何十億という人がさまざまな電化製品を使えるよう家庭に電気を求めている。また、車のガソリンも欲しがっている。

アメリカ人は毎日一〇〇億キロワット時を超える電気を使っており、この数字はほかのどの国の一人当たりの使用量と比べても倍以上だ（一〇〇ワットの電球を一〇時間使うと一キロワット時の消費）。アメリカでは電気の約四五パーセントが石炭で発電されている（五大石炭消費国——中国、アメリカ、インド、ロシア、日本——が世界の石炭消費の七七パーセントを占めている）。アメリカに六〇〇箇所ほどある石炭火力発電所の場合、発電量は一日当たり少なくとも五

○○メガワット（五億ワット）で、これは一箇所につき二五万世帯をまかなうのに十分な出力である。この六〇〇箇所それぞれが、平均一四〇万トンの石炭を毎年燃やしている。憂慮する科学者同盟によると、これらの発電所が毎年大気中に排出している物質の量は次のとおりだ。

□三七〇万トンの二酸化炭素。人間がつくり出す物質のなかで地球温暖化に最も影響を与えている。この量は、生えていれば二酸化炭素を吸収する樹木を一億六一〇〇万本切り倒すことに相当する。

□一万トンの二酸化硫黄。森林、湖沼、建物にダメージを与える酸性雨の原因物質であり、浮遊微小粒子を形成して私たちの肺の奥深くまで入り込んでくる。

□五〇〇トンの微小浮遊粒子。慢性の気管支炎やぜんそく、早死にの原因となるほか、もやを生んで視界を妨げる。

□一万二〇〇トンの酸化窒素。新型車五〇万台が放つ量と同じである。酸化窒素はスモッグ（オゾン）の形成につながっており、オゾンは肺に炎症を起こし、肺組織を溶かして呼吸器関連の病気にかかりやすくする。

□七二〇トンの一酸化炭素。頭痛を引き起こし、心臓疾患の人に負担をかける。
□二二〇トンの炭化水素と揮発性有機化合物。オゾンの形成につながる。
□七七キログラムの水銀。約一〇万平方メートルの湖に小さじ七〇分の一杯を入れただけで、そこでとれた魚は食用として安全でなくなる。
□五二キログラムの鉛、一・八キログラムのカドミウムなどの毒性重金属、微量のウラン。
□一〇二キログラムのヒ素。ヒ素の化合物を五〇ｐｐｂ含んだ水を飲むと、一〇〇人に一人ががんになる。

典型的な五〇〇メガワットの石炭発電所からは、毎年廃棄物として一二万五〇〇〇トンを超える灰や、煙突の集塵器から出る一九万三〇〇〇トンのスラッジが発生する。アメリカ全土でこうした廃棄物の七五パーセント以上が、敷地内の素掘りで監視のない埋め立て地や地表貯水池に捨てられている。

廃棄物に含まれるヒ素、水銀、クロム、カドミウムといった毒性物質は、飲料水の水源を汚染して人間の器官や神経系にダメージを与える可能性がある。石炭発電所の廃棄物に含まれるヒ素で汚染された地下水を飲んだ子どもを対象としたある調査によると、一〇〇人に一人の割合でがんリスクが高まっていた。生態系も、石炭発電所の廃棄物によって——ときに深刻な、あるいは恒久的な——ダメージを受けている。

石炭火力発電所で循環される八三億リットルの水は、湖や川や海に戻されている。この水の温度は取水時より（最大で一四度）高い。これによる熱公害で魚の繁殖力が低下し、心拍数が上がる。通常、発電所は塩素のような毒性のある化学物質を冷却水に添加し、藻類の成長を抑えている。そうした化学物質も環境中に戻される。石炭による発電で生み出される熱の約三分の二が、大気中か冷却水に放たれる。

マーカンジャとウィルキンソンはさまざまな発電手段について、発電サイクルのあらゆる段階を人間に害が及ぶところまで調べた。それにより、たとえば次のようなことが明らかになった。

石炭：

□最大一二パーセントの坑員が、命にかかわりうる五大肺疾患のいずれかを発症する。

□石炭発電により放たれる二酸化硫黄と酸化窒素は、肺に有害な二次粒子の形成に寄与する。

□世界では毎年、何千人という坑員が亡くなっており、その数は中国が最も多い。アメリカ労働省によると、二〇〇六年から二〇〇七年にかけて、アメリカ人坑員の六九人が炭鉱で命を落とし、一万一八〇〇人がけがをした。

石油と天然ガス：

□空気中に放たれる一次粒子と二次粒子の大きさは、石炭発電所から放たれるものよりはるかに小さく、そのため健康への影響はずいぶん小さい。天然ガスによる健康問題は石油の場合と比べて半分ほどだが、石炭発電では一〇倍大きい。

石油の掘削や運搬における事故で環境が危険に瀕し、後始末に膨大な費用がかかることは、二〇一〇年にメキシコ湾で起きたディープウォーターホライズンの事故と、一九八九年にアラスカのプリンスウイリアム湾で起きたエクソンバルディーズ号の座礁で明らかだ。この二つは有名だが、漏れや爆発などの事故はほかにもたくさんある。

しかし、発電は最大の汚染源ではない。自家用車やトラックなどの輸送手段は石油を精製してつくるガソリンを使っており、大気中の炭化水素や温室効果ガスの約四分の一、酸化窒素の三分の一以上、一酸化炭素の半分以上の発生源となっている。一酸化炭素は無味無臭の毒性ガスで、酸素が脳や心臓などの器官に運ばれるのを阻む。胎児や新生児、慢性病を抱える人がとりわけ弱い。

化石燃料に由来する健康リスクは深刻だが、もっと重くのしかかってくるのが、排出物が生物圏に及ぼす脅威だ。生物圏は人類の命を根本的に支えており、特に宇宙放射線から私たちを守っている。大気圏が変質し、オゾン層が破壊され、地球温暖化がそうした変化を悪化させるにつれて、今生きている生命に対する影響は破滅的なものになるかもしれない。原子力の利用より化石燃料の利用のほうが、放射線絡みのがん（紫外線による皮膚がんなど）が増える事態を招きうる。

世界には四三五基ほどの原子炉がある。通常運転中の原発は、微量の放射性の気体や液体のほか、少量の放射性物質を放つ。原発から八〇キロ以内の住民が毎年浴びる線量は平均〇・〇〇〇一ミリシーベルトで、これは平均的なアメリカ人が天然の放射線源から毎年浴びる線量の三万三〇〇〇分の一である。ところが、石炭発電所の近くに暮らす住民が浴びる線量はこれよりはるかに多い。燃やされる前の石炭に含まれているウランやトリウムはごくわずかで、危険性はない。だが石炭を燃やすと炭素や不純物が取り除かれて「フライアッシュ（飛散灰）」ができ、そこにはウランやトリウムが燃やされる前の最大で一〇倍に濃縮される。石炭に含まれる天然の放射性物質は、燃やされることで放たれて大気中に再配分される。フライアッシュは、同じ量のエネルギーを発電する原発より一〇〇倍もの放射性物質を周囲の環境にもたらす。また、地下水にしみ出て、私たちが口にする穀物に吸収される可能性がある。コンクリートなどの製品にリサイクルされている量はごくわずかだ。

原子力発電所から出る放射性物質はほとんどが人工で、私たちが母なる自然に干渉するまで存在したことはなかった。だが、施設ではつくり出される放射性物質のほとんどをフィルターを用いて捉えている。環境には放射性の気体や液体の一部が放出される。ふつうは（常にとはかぎらない）制御された条件下で行なわれているので、大気中に消散するか、水で希釈される。運転中の原発から直接放たれる放射線は、大半が建屋や格納構造の鋼鉄やコンクリートでブロックされている。残りは、施設周辺の人の住まない管理された区画に安全に放散されており、住民への危険性はない。

花崗岩などの岩石は、できてから数千年あるいは数百万年が経っている。そうでありながら、石基（基質）にはトリウム２３２、ウラン２３８、ラジウム２２６などの放射性核種が含まれている。これらの放射性核種は、崩壊するとラドン２２２を放つ。ニューヨークのグランドセントラル駅やワシントンのアメリカ連邦議会議事堂の放射線レベルは、原子力発電所で許容されている自然放射線レベルより高い。だが、原発にも危険要因があることは、チェルノブイリや福島第一で見られたとおりである。

典型的な原子炉は一年に二四トンの廃棄物を生成する。世界中の原子炉の分を合わせれば総量は年間約一万四〇〇〇トン、過去四〇年では約四一万六〇〇〇トンになる。放射性廃棄物のなかで放射線レベルが最も高いのが使用済みの燃料棒だ。たいていは、施設内の水を張ったプールに格納されているが、一部はコンクリートと鋼鉄でできた乾式《ドライ》キャスクに収められている。何やら危なそうに聞こえる。言うまでもなく、核廃棄物の貯蔵は市民の心配の種だ。それは何千年と放射能をもち続けるから、「核」と名の付くものは何でも怖いから、ということもあるだろう。だが、主な理由としては核兵器の実験や使用、チェルノブイリや福島で起こったような事故、地球規模の壊滅の脅威への懸念や、核関連事故で起こりうる事態の過大視が挙げられよう。恐れの多くが不適切な啓蒙や誤った情報で増長されている。

格納されている燃料棒の放射性物質が容器から漏れて土壌にしみ出し、水源に入り込んだらどうなるかと心配になるのは当然だ。そこで、これからしばらく直感を棚に上げて、石炭発電所と原子力発電所で廃棄物を比べてみよう（石炭採掘による汚染はここでは考えない）。アメリカでは石炭を燃やすことで、約一億三〇〇〇万トンの灰など、大部分が毒である廃棄物が生み出される。これは世界中の原発が生み出している廃棄物の、重さにして一二〇〇万倍になる。

推定によると、アメリカの電力需要をすべて原子炉でまかなった場合、三五〇年間の運転で出る高レベル放射性廃棄物は、体積にして一辺二〇〇フィート（訳注　約六一メートル）の立方体に収まる。石炭の灰は、地中につくられた乾式の内張りされた貯蔵庫に封じ込めれば安全だと考えられているが、たいていは大きな池に捨てられたり雨ざらしで保管されたりしている。二〇〇九年、テネシー州キングストンにおいて、半世紀にわたって大きくなり続けていた石炭廃棄物の巨大なため池で防壁が決壊し、およそ一〇億ガロンの有害な汚泥がエモリー川に流れ出した。この毒物漏れの規模はエクソンバルディーズ号からの流出より一〇〇倍大きい。

そのうえ、石炭などのあらゆる化石燃料がもとで、汚染物質が大気中に放出される。私たちは放射性廃棄物を地球に貯蔵することを心配しているが、先ほどの核廃棄物三五〇年分は一箇所の石炭火力発電所が生み出す廃棄物の山より概して小さい。

世界のエネルギー需要を満たせるうえ、原発の長期的な危険性や化石燃料による目先の危険性がない、というエネルギー生産形態があればどれほど素晴らしいことか。将来的には超高温で運転するよう設計された原子炉において、ふつうに水分子を分解して水素を取り出し、二酸化炭素をほとんど放出することなく核融合でエネルギーを生み出せるようになるかもしれない。だが今はそんな段階になく、当分実現しないかもしれない（核物理学者のあいだでは、核融合の実現はいつでも五〇年先、というジョークがよく言われている）。

大気圏内の二酸化炭素濃度の上昇という地球規模の問題に対して影響が大きいのが、発展途上国における森林伐採だ。木が切り倒されるのは、木材を燃やして暖房や料理に使うためである。効率のよい原子力はその代替になりうる。核技術はここ数十年で大きく進歩している。高速中性子炉という先進技術を、核分裂性物質の消費増につながる核燃料再処理と組み合わせれば、必要とされるウラン鉱の採掘量や粉砕処理が減り（ひいては環境へのダメージが減り）、より優れた廃棄物処理システムが生まれる。アメリカ政府は使用済み燃料の再処理禁止政策を実施しているため、軽水炉から出る燃料には核分裂に必要な潜在的エネルギーの九〇パーセント以上がまだ含まれており、適切な環境下でなら効率的にリサイクルできる。

核エネルギーは、エネルギー密度の点でも格段に有利だ。石炭一キロを燃やすと一〇〇ワットの電球を四日ほど点灯させられる。天然ガス一キロではそれが六日ほどになる。それに比べて、軽水炉のウラン一キロでは一四〇年も点灯させられる。

化石燃料の燃焼と核エネルギーの使用のどちらのほうが危険な選択肢だと思うかは、地球温暖化は本当に起きている話で人間のせいだと思っているかどうかによるかもしれない。地球温暖化は現実問題で、化石燃料からの排出物質やフルオロクロロカーボンなどの温室効果ガスによって着実に悪化しており、ゆくゆくは暗い結末が待っていると信じているなら、これまで長いこと考えてきたかもしれないこととは裏腹に、原子力のほうが危険性の小さい選択肢かもしれない。核エネルギーに好意的な環境保護論者がほとんどいないことには驚かされる（自分の研究がもとでみずからを「ツリーハガー」〔訳注　「木を抱く者」の意で、環境保護に熱心な人を指す〕と称するに至った、コロラド州立大学のＦ・ウォード・ウィッカーは、過去数十年にわたって放射性廃棄物の浄化方法に取り組んでいる）。

言い換えると、人里遠く離れた数平方キロ前後の敷地にある密封された核廃棄物にどんなことが起こりうるのか、と私たちは気をもんでいる。原子力発電所でメルトダウンが起こるなど、考えられるあらゆることが悪いほうへ進んだなら、放射性物質が土地を居住不可能にしたり水源に入り込んだりして、何万人あるいは何百万人という人に影響を及ぼす。なんともひどい（チェルノブイリを目安にすると、どういうことになりうるかが大ざっぱにわかる。事故から二五年経った現在、前にも紹介したように、甲状腺がんが約六〇〇〇例［子どもにだけ］認められているほか、白血病がわずかに増えている可能性があるが、ほかのがんが増えたという説得力のあるデータはない。甲状腺がんは残念ながら増えているが、大半は対処可能で、死者は今のところ一五人にとどまっている。事故後八〇年間で発症するがんは一万一〇〇〇例から一万六〇〇〇例のあいだと推定されているが、六〇〇〇例と低いかもしれないし、二万五〇〇〇例以上と高いかもしれない。同じ八〇年のあいだに、チェルノブイリの事故とは無関係だった旧ソ連の人びとのあいだ

テラワット時（1兆ワット時）当たりの死亡率

	事故	大気汚染
石炭	0.02	25
天然ガス	0.02	3
石油	0.03	18
原子力	0.003	0.05

で、一億例を超えるがんが認められるだろう。女性なら約三八パーセント、男性は約四五パーセントという一般人の発がん率に対し、各人のがんリスクの増分は約〇・五パーセントである）。

なのに、私たちは地球の大気圏に一世紀以上にわたって、化石燃料由来のオゾン破壊物質や温室効果ガスを大量に放っており、その量は増え続けている。そうやって太陽系最大のゴミ捨て場をつくり、放たれた汚染物質がいま生きている人の命を脅かしているにもかかわらず、気にはならないようだ。

放射性廃棄物

核燃料は、ウランを含む長さ約一センチのセラミックペレットを、槍に似た長さ三・七メートル前後の棒に収めたものである。燃料の大部分は、通常は核分裂性でないウラン２３８だが、重さにして三～五パーセントのウラン２３５を加えて連鎖反応に十分な濃度にする（核分裂性物質としてプルトニウム２３９が用いられることがある）。二〇〇九年末現在、アメリカには原発から出た使用済み核燃料が約六三万五〇〇〇トンある。この量は毎年約二〇〇〇トンずつ増えている。原発をもつフランスやイギリスなど各国も、使用済み核燃料の在庫を大量に抱えている。

アメリカや西ヨーロッパで最もよく見られる軽水炉ではふつう、大量のセラミックペレットをジルコニウム合金の管（燃料棒）に入れ、それを束ねて燃料集合体にしたものが使われている（ジルコニウムが用いられるのは、ウラン２３５の核分裂で放たれる中性子をあまり吸収しないから、それと腐食に強いからである）。セラミックペレットとジルコニウム被覆管のすき間にはヘリウムガスが詰められ、ウランの核分裂で生じた熱が被覆管に伝わりやすくなっている。二〇〇本前後の燃料棒をまとめたものが燃料集合体で、それが炉心に一五〇体前後入っている。燃料を通り抜ける中性子の数と速さを制御するため、燃料集合体のあいだには上から制御棒が差し込まれる。ウラン燃料の一部が核分裂を起こして（「燃焼して」）発電に用いる熱水や蒸気を生むと、その燃料棒は「使用済み」とされる。

使用済み燃料棒はどの原子力発電所でも、鋼鉄で内張りされた深さ一二メートルほどのプールに貯蔵されている。多くの場合、プールはさらに厚さ数十センチの鉄筋コンクリートで取り囲まれている。プールの水は、残留放射能によって放熱を続ける燃料棒を冷やすために低温に維持されており、同時に放射線から環境や作業員を守っている。一般に「使用済み核燃料」とは、ほどのコストでは核反応を維持できなくなったが、核分裂していない燃料をまだ大量に含んでいるものを指す。使用済み核燃料は、炉内でできたウラン２３５やプルトニウム２３９をはじめ、燃料に含まれる二〇〇種近い放射性核種の放射性崩壊によって熱を生む。冷却装置には保護手段が組み込まれている。冷却機能が失われても、燃料棒が浸っている水が沸騰して失われる前にポンプを再起動するだけの時間は十分ある。発電所には、火事や爆発などの異常事態で通常の給水機能が作動しなくなった場合に備えて、バックアップの発電装置や給水装置がある。

核エネルギーを用いる発電プロセスは複雑で危険そうに思えるが、原子力発電所での死亡リスクは従来の石炭火力発電所での場合に比べて単位発電量当たり約一〇分の一だ。しかし悲しいかな、どんなシステムも絶対ではない。福島第一を襲った津波は、原子炉の冷却系ばかりか、使用済み核燃料の冷却プールの冷却系まで全滅させた。緊急対応作業員らは、消火設備を使って海水をプールに注ぎ込むことを余儀なくされた。これにより、プールの温度を許容範囲に保つという問題は解決したが、海水に含まれる塩などの化学物質が燃料棒のジルコニウム被覆と反応し、燃料棒は使い物にならなくなった。日本の技術者たちは現在、使用済み燃料棒内の海水と放射性物質で汚染された大量の水との相互作用を理解しようと努めている。一九八六年のチェルノブイリでのメルトダウンを除き、商用原子力発電所から放たれた放射性物質で命を落とした人はいない。しかし、この手の廃棄物は潜在的にきわめて危険だ。原子力業界はそのことを認めており、エネルギー生産と廃棄物の貯蔵については細心の注意を払って管理していると言う。規制当局がそれを保証することが肝要である。

アメリカにある使用済み核燃料の八割方は、それを使った原子炉のプールに入っている。残りの二割は、保護された施設の安全な場所に置かれた、乾式《ドライ》キャスクと呼ばれる高さ約四・五メートルの巨大な鋼鉄の構造物に収められている。使用済み燃料棒はたいてい五年ほどプールに保管され、十分に冷えてからドライキャスクに移すことが許される。キャスクは鋼鉄やコンクリートなどの素材でさらに覆われて、環境や市民を使用済み燃料棒の残留放射線から保護している。二〇一〇年一一月の時点で、三三州の五七施設に六三箇所の「独立使用済み燃料貯蔵施設」があって、一四〇〇基を超えるキャスクが置かれている。加えて、アメリカには九箇所の施設に廃炉になった原子炉が一〇基あり、原子力運転をまったく行なっていないが、使用済み核燃料を三一〇〇トンほど保持している。だが、これらがしっかりした貯蔵施設ないし廃棄施設に移されるまで完全な廃炉にはできない。

使用済み核燃料をどうするかについては論争が絶えないうえ、政治上および公共政策上の難題が山積している。一九八七年、アメリカのエネルギー省は、国内に当時一〇四基あった原子炉から出る放射性廃棄物の貯蔵施設を一九九八年までに用意するよう指示された。それを受けて、ネバダ州ユッカマウンテンの地下深くに特別設計の貯蔵所を建設して埋めることが決定された。ユッカマウンテンはラスヴェガスから一四〇～一五〇キロほどのところにある火山岩地帯で、ネバダ核実験場の一部だったところだ。アメリカ政府はそれから二〇年をかけてユッカマウンテンで建設を進めてきたものの、一部のネバダ州民と同州選出の連邦議会議員が、放射性廃棄物をそこに埋めることに反対している。そうこうしているあいだも放射性廃棄物は増え続け、廃棄物を出した原子力発電所の減る一方の敷地内で、長期保存用としては設計されていないプールに入っている。二〇一五年以降に運転を開始する原子炉には、使用済み核燃料を少なくとも一八年貯蔵できる施設の保有が義務付けられている。

使用済み燃料は危険だが量は驚くほど少なく、安全に貯蔵することは現実的であり、言うまでもないがそうする必要に迫られている。アメリカの原子力発電所で過去五〇年にわたって使われたウラン燃料のセラミックペレットをすべて一箇所に集めたとすると、アメリカンフットボール場ほどの広さを約六・四メートルの深さで埋め尽くす（やるなら机上でだけだ。本当にやったら連鎖反応が起こりかねない）。核廃棄物は寿命が長く、たとえばプルトニウム２３９の半減期は二万四〇〇〇年で、大部分が崩壊するのに二四万年かかり、当然ながら大きな懸念材料に思えるが、それだけでは現状を捉えていない。電池から出る鉛など、ほかにも多数ある毒性の廃棄物や化学物質はまったく崩壊しない。言ってみれば半減期は無限だ。何かが存在するというだけでは、それにさらされることにはならない。だが、きわめて有害な廃棄物はすべて隔離する必要があるのに、そうはされていない分が膨大にある。

ニューメキシコ州アルバカーキ近郊にあるサンディア国立研究所の科学者らは、水深一万二〇〇〇フィート（三七〇〇メートル弱）の海底の柔らかく粘り気のある泥のなかに核廃棄物を貯蔵する可能性を探っている。一案では、廃棄物を魚雷に載せ、海底の数十メートル下までもぐり込ませる。廃棄物を覆う筐体《きょうたい》に腐食や漏出が起これば微量が放たれるかもしれないが、残りは構造プレートの堆積物に捉えられたまま、やがていっそう深いところへ沈んでいく。ほかに、ロケットの故障に付随するリスクがあるが、使用済み核燃料を宇宙空間へ送り出すという案もある。

ネバダ州で難局が続いているのをよそに、ニューメキシコ州にはカールズバッドの近くの巨大な岩塩層に掘られた古い岩塩坑の中に、核廃棄物隔離パイロットプラントと呼ばれる高レベル核廃棄物の貯蔵施設がある。全長三・二キロに及ぶトンネルが地中深くの乾塩層を走っており、未来永劫水を寄せ付けない。この施設は一万年存続することが想定されている。そのあいだに、二五万年近く放射能をもち続けうるこうした副産物をもっとうまく扱う術《すべ》を人類が見つけるだろうと仮定してのことだ。使用済み燃料に含まれるウランの約九五パーセントが潜在能力を残しているので、その再処理とリサイクルがいくつかの国で好まれているが、現状ではコストがたいへん高くついており、アメリカでは好まれていないうえ違法である。多くの科学者がカールズバッドの施設のほうがユッカマウンテンの施設よりいいと考えている。地下水がないので岩塩層が溶けてなくなったりせず、いつまでも乾燥したままだからだ。もっとも、地球全体の気候が変わってしまったら、貯蔵をどうこうするどころの話ではなくなるが。

放射性廃棄物をリサイクルして原子炉に燃料を事実上いくらでも供給できるとしたら？　可能性はある。高速増殖炉では、プルトニウム燃料と、中性子を吸収させて核分裂燃料に変換できる物質とを炉に満たすと、使ったより多くの燃料ができる。核分裂で生まれる余分な中性子を使って、核燃料にならない物質（ウラン２３８）を燃料（プルトニウム２３９）に核変換できるのだ。さらに、運転が開始されれば、そのあと必要になる燃料は天然のウラン２３８だけで、ウラン２３５が濃縮されたウラン２３８ではなくなる。

こうした利点はあるものの、高速増殖炉には欠点が多い。ふつうの核分裂型の原子炉と比べて、建造と運転がはるかに複雑で費用もかかる。もっと重要な問題は、高速増殖炉の内部のプルトニウムは、テロリストやならず者国家が核兵器づくりに転用できることだ。また、プルトニウムを抽出するために燃料の再処理が必要だが、それにより放射性廃棄物がつくり出され、高線量被ばくの可能性が生じる。一九七七年にカーター政権が使用済み核燃料の再処理をやめて以来、アメリカ政府の公式方針はそのままだ。一九六七年、フランスは高速増殖炉の商用化を目指したが、技術的な問題の発生と商業的な失敗によって現実味がなくなり、一九八三年にあきらめている。核変換による使用済み燃料の再処理の試みは二〇〇九年に中止した。高速増殖炉はインド、日本、旧ソ連諸国にあるが、商業運転中のものはない。

一九六〇年代には、単に増殖炉と呼ばれる初期型が優れた方式と考えられていた。当時はウランがひじょうに高価だったし、天然ウランに対するウラン２３５の濃縮にもずいぶんコストがかかったからだ（希少なウラン２３５の濃縮は高くつく。ウラン２３８は豊富で割安だ）。ところが、ウランの濃縮にかかるコストが大幅に下がったほか、新しいテクノロジーにより濃縮が簡単になったことから、商業化という点で増殖炉は魅力的でなくなった。採算のとれそうな高速増殖炉は、アメリカの後押しでロシアに建設中で、二〇一四年に運転を開始する予定になっている。

高レベル放射性廃棄物を減らす可能性にはもう一つ、混合酸化物（ＭＯＸ）燃料がある。ＭＯＸ燃料は、プルトニウムの酸化物とウランの酸化物（天然のウラン２３８や再処理ウラン、さらには劣化ウランも）を混ぜたものである。ＭＯＸ燃料は、核兵器向けに生産された兵器級のプルトニウムを使えることが利点の一つで、各国はプルトニウムを盗難に備えつつ保管する必要がなくなる。アメリカで備蓄されたものからはこれまで何万発という核兵器が廃棄されてきたが、その一発一発が燃料として使えるプルトニウムの重要な資源だったのだ。欠点にはたとえば、再処理でＭＯＸ燃料の使用が広まると核拡散のリスクが高まることが挙げられる。分離されたプルトニウム２３９はテロリストの手に渡りやすくなる。

核燃料棒、核兵器向けプルトニウム製造の遺物である廃棄物タンク、といった高レベル放射性廃棄物は、ワシントン州ハンフォード、コロラド州ロッキーフラッツ、サウスカロライナ州サバンナリバーサイトといった、かつて稼働していた発電所に存在している。これらの扱いに十分注意し、（カールズバッドで行なわれているように）隔離して、市民や環境を危険にさらさないようにしなければならない。科学者にはそれを実現する技術力がある。足りないのは政治的な意思だ。

放射性物質には低レベル放射性廃棄物もあり、その放射能は使用済み燃料やその処理に使われる物質よりずっと弱い。アメリカでは三〇州の一〇〇箇所を超える施設にあり、約八〇〇〇平方キロメートルを覆っている。一般に、除染には土壌の掘り出しと輸送と破棄、それに地下水のくみ上げと処理を要する。Ｆ・ウォード・ウィッカーが書いたところによれば、すでに六〇〇億ドルを超える額がつぎ込まれているが、相応のリスク低減になっておらず、単に付近の汚染物質を移して大気中や水中にまいただけというケースもある。そのような廃棄場所の最も安全かつ経済的かつ現実的な扱いは、人を近づけないようにしつつ、放射線レベルを監視することだ。環境科学者による調査では、炉の冷却に用いられた貯水池とその堆積物、さらには周辺に生息する魚や鳥から、セシウム１３７やストロンチウム９０が検出された。だがレベルは十分低く、現状の知識に照らすと健康への被害はない。除染にかんする規制は、往々にして科学ではなく感情や政治

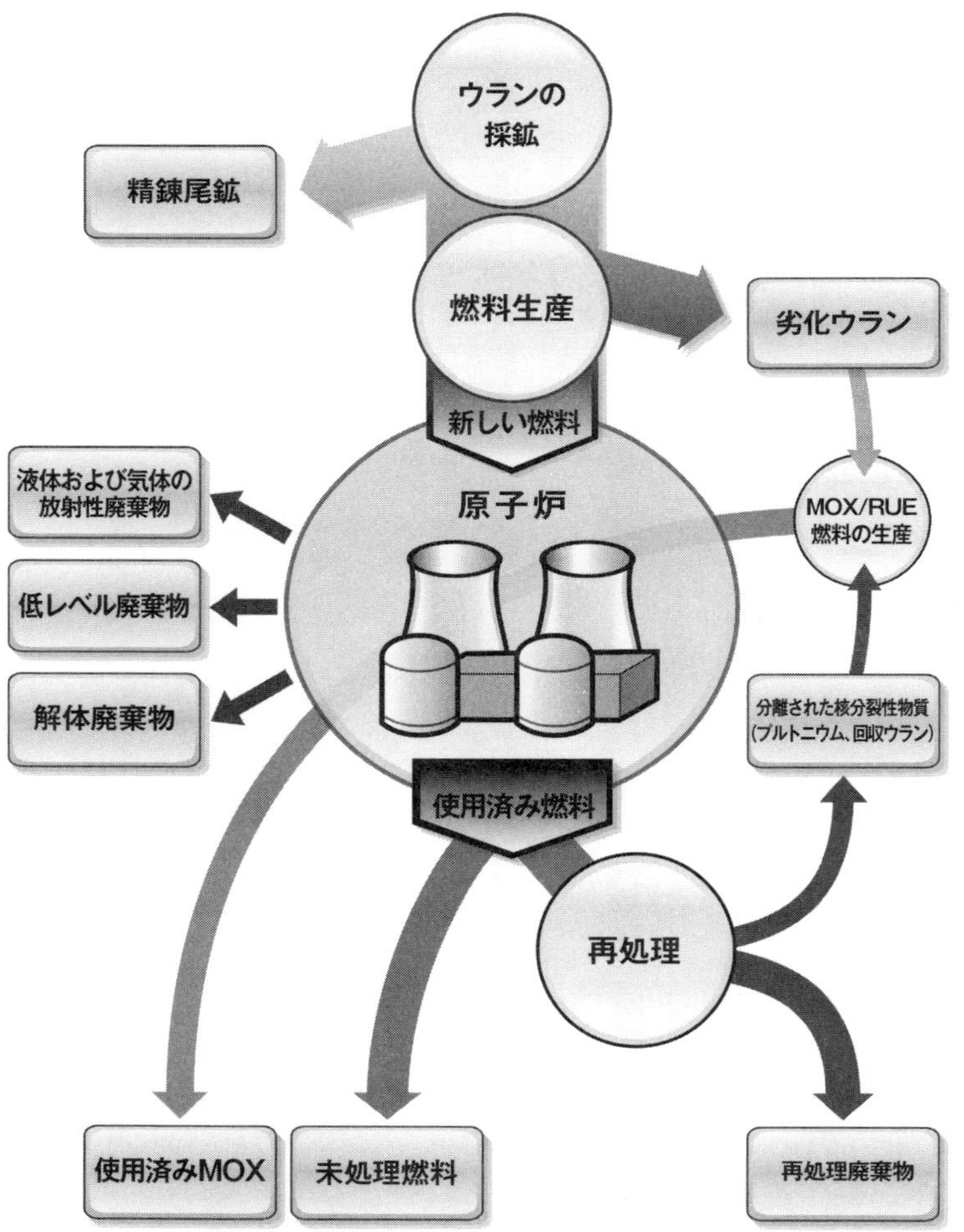

採鉱から、使用、高／低レベル廃棄物への分離、可能な廃棄物再処理方法を含む核燃料サイクル。

的都合をもとに、放射線レベルが自然放射線と同程度の土壌を掘り出すことを求めている。放射性物質をすっかり除去することは不可能だ。私たちの足もとの土壌や岩石は自然な状態で放射能をもっているからである。ただ土を移すだけでは、生態系にダメージを与えるだけで何の利益にもならないかもしれない。

一九四六年から一九七二年まで、アメリカ政府は低レベル核廃棄物を政府の施設内の浅い地中に処分するか、原子力委員会（原子力規制委員会の前身）が承認した海域に投棄するかしていた。大した見通しも配慮もなくそうしていたところへ、一九七二年にロンドン条約（正式名称は「廃棄物その他の物の投棄による海洋汚染の防止に関する条約」）が締結され、一九七五年に発効した。二〇〇五年現在、八一カ国が加盟している。締結されるまで、低レベル放射性廃棄物は注意して運搬されてはいたものの、一九八〇年のアメリカ環境保護庁の報告書によれば、「基本的にごみ扱いだったため、廃棄処分にかんする詳細な報告書は保管されていない」。含まれていたのは、機器や実験着や工具など、放射性物質にさらされて汚染された物品だ。ほかにも「放射性のコバルト、ストロンチウム、アメリシウム、セシウムなどが含まれていた。ウランやトリウムのような『原料物質』が少量、プルトニウムや濃縮ウランなどの『特殊な核物質』が微量含まれていることもあった」。

サンフランシスコから四〇キロメートルほど沖合のファラロン諸島周辺の海域には、アメリカが太平洋に投棄した放射性物質の約九九パーセントが捨てられている。東海岸で海に投棄されたうちの約九八パーセントは、ニューヨークから一九〇キロメートルほど沖合の、大西洋二八〇〇メートルサイトという水深二八〇〇メートルの地点に捨てられた。廃棄物はゆっくりと堆積物に覆われつつある（ことが望まれている）。ほかの原子力技術保有国によって用いられていた海域には、ニュージーランド、西ヨーロッパ、北アフリカ、中国、日本の沖合がある。加えて、旧ソ連は複数の原子力潜水艦を極冠氷の下に沈めている。一九四六年から一九六二年にかけて、アメリカは、およそ八万九四〇〇個の容器を投棄しており、その放射能は推定三テラベクレル（三兆ベクレル。原潜一隻の原子炉の放射能はベクレルにしてその半分ほどだろう）以上だ。そして一九六三年から海洋投棄を減らし、一九七〇年にやめた。

投棄された分は、海が自然の状態でもっている放射能に比べるとごくわずかだった。海の放射能のもとは主にカリウム４０だが、ウラン、トリウム、炭素１４、ルビジウム８７もある。海が自然の状態でもっている放射能の総量は一四ゼタベクレル（ゼタベクレルは一兆の一〇〇万倍ベクレル）と見積もられている。この総量に寄与しているのが世界中の海に含まれている約四五億トンのウランで、この量はこれから六五〇〇年にわたって地球上のすべての原発を運転するのに十分である。アメリカ・エネルギー省のオークリッジ国立研究所とパシフィックノースウエスト国立研究所は二〇一二年八月、海水から抽出できるウランの量が日本で開発された技術を用いることで倍増したと発表した。

福島第一から大気中に放たれた放射性物質のうち、海に舞い降りた八〇パーセントについて大きな議論が沸き起こるとともに懸念が募り、今も続いているが、多くの国が三〇年にわたって放射性物質を意図的に投棄していたことをたいていの人が知らない。

放射性物質を海に捨てることは第一印象としてひどいことに思え、おそらく実際にそうだ。だが安全性の観点から見ると、放射性物質を途方もない量の海水で大幅に薄めることには、放射性物質の容器で漏れが生じたというような事態に対して、生き物に及びうるダメージを軽減する効果がある。たとえば、福島第一から放たれたセシウム１３７の大部分は海水で薄められた。生き物の身体はセシウム１３７をカリウムと似たものと認識するので、セシウムの放射性原子一個一個は無限とも思えるほど大量のカリウムと競わなければ摂取されない。希釈と競争により、セシウム１３７が長期的な影響を魚などの海洋生物に及ぼす可能性はきわめて小さい（底生魚と呼ばれる海底に暮らす魚は例外）。海や流水（河川）による希釈という保護効果は、原子力発電所が水辺に立地している理由の一つだ（冷却のための要件も絡んでいる）。

この保護効果は閉じた淡水に棲む生物には当てはまらない。たとえば、北欧にはチェルノブイリから放たれたセシウム１３７で汚染された淡水湖がある。そうした湖でとれる魚には、安全に消費できる規制値を超える濃度のセシウム１３７が含まれているかもしれない。

チェルノブイリで放射性物質が大量に放たれてまもなく、付近の松が枯れて「赤い森」になった。この現象はとりわけ興味深い。というのも、松は種類によっては放射線への感受性が人体と同じくらいだからだ。だが、環境は思いのほか早く回復した。今日《こんにち》、発電所周辺の荒れ地の大部分には、人間がいないこともあって植物が繁茂している。もちろん、放たれた放射性物質は重大な影響を及ぼしていないと言いたいのではない。動物のいない地域は今でもある。だが、シカやネズミや鳥がたくさんいる地域もある。そこはほかから移ってきた野生動物であふれていて、ゆっくりではあるが放射線レベルが下がりつつある。

こうした状況のどれ一つとして、放射線事故の後始末にかかる膨大な費用を低く見積もる材料にしてはいけない。後始末には何十年とかかりうる。長期的努力を要する点で放射線事故に肩を並べるエネルギー事故はほかにない。だが、数多くの化石燃料漏れや毒性廃棄物投棄を合わせた分の除染も、やはり費用が高くつき、危険が長期に及ぶ。

放射性廃棄物の存在は厳しい現実だが、同じくらい厳しい数字がほかのさまざまな毒性廃棄物についても存在する。国連環境計画によると、世界では毎年四億四〇〇〇万トンを上回る有害廃棄物が、石油精製所、化学工場、病院、写真の現像所、実験施設、農場、ドライクリーニング店、自動車修理工場など、多種多様な産業やサービスでつくり出されている。廃棄物の多くは密封容器に入って地中に保管されている。だが、それよりはるかに多くの廃棄物が、無造作に埋め立て地や水路に捨てられたり不適切に保管されたりしており、未処理で危険な状態のまま食物連鎖へ入り込む道筋を見いだしている。そうした廃棄物による人間の健康や動物の命や環境への影響は核廃棄物による影響をはるかにしのいでおり、たとえばニューヨーク州ナイアガラフォールズのラヴキャナルでは、二万一〇〇〇トンの毒性廃棄物が人間にあまりに大きな被害を与えたため、一帯は建物がすべて取り壊されて立ち入り禁止になった。

そこが処分されたと聞いてもほとんど慰めにならない。私たちはこの惑星を大気中、地中、水源に捨てた毒性廃棄物で着々と汚染し続けている。そして、快適な暮らしのために電気を求めるが、発電という行為による影響にはほとんど意識を向けない。

第9章　まとめ

物議を醸して決着のついていない見解が次々と取り上げられる、複雑でときに難しい二二八ページを読み切った読者に、敬意と感謝の念を表したい。もっともなことだが途中であきらめたり、なかにはここまで一気に読み飛ばしたりした（賢い選択かもしれない）読者もいると思うが、その気持ちはわかる。人生は短く、直線‐二次式は長い（訳注　複雑さのたとえ）。どちらの読者に対しても、そしてたまたま本書をめくった方々に向けても、ここでこれまでの議論を総括すべきだろう。加えて、いくつかの問題について、複雑でえてして論争が続いているのを承知で意見を述べたい。

本書を書いた理由はいくつかある。まずなにより重要な理由は、大勢が、高学歴の人さえ、放射線についてほとんど知らないことだ。せいぜい高校か大学の授業で習ったことがあるくらいで、今ではすっかり忘れている。次に、競合するリスクと利益を念入りに比較検討したうえでいくつかの選択肢から一つを選ぶ、という作業に私たちのほとんどが慣れていない。これは欠点というより、人間の頭の設計が不完全だからだ。根本的な問題が二つある。まず、脳はデータを瞬時に処理するようにできており、そのデータはたいてい隠れた場所に保持されていて、処理は無意識に行なわれる。これはクイズ番組『ジョパディー！』で（ＩＢＭ製スーパーコンピューターの）ワトソンが人間の参加者と競うときにやらなければならない処理にやや似ている。もう一つ、脳は合理的な要因より感情的な要因のほうに重きを置く（愛のような感情が常に不合理だと言いたいわけではない。たいていは、ということだ）。

最初に挙げた大量データの無意識な高速処理は、心理学で「シン・スライシング（「薄切り」の意）」と呼ばれている。私たちは主に印象にもとづいて瞬時に結論を導くが、印象には往々にして過去の経験による色眼鏡がかかっている。シン・スライシングは進化の産物だ。剣歯虎《けんしこ》（訳注　古代のネコ科の食肉獣）が洞窟の近くに姿を現したとき、虎が立てた献立を評価しているひまはまずない。興味深いことに、そうした即断でたいていは、時間をかけて詳しく分析して得られた結論に引けを取らずうまくいく。しかし、そうでないこともある。シン・スライシングで正しい結論に達しなかった場合は、残念な結果になったり、ともすると悲惨な結末を迎える。このことはウォーレン・ハーディング型誤認という呼ばれ方もされている。アメリカの第二九代大統領だったハーディングは、いかにも大統領らしい風貌だったのだが、執務室では有能とはほど遠かった。複雑なデータ（たとえば放射線絡み）を扱う検討がこうした即断に取って代わることもあるが、まれである。加えて、私たち人間はひとたび結論に達すると意見を変えるのが難しい。結論を支持するデータを質を問わず選んで探すし、不整合があればしばしば避けて通るか都合よく軽んじる。疑問に思うなら、進化をめぐる現在の論争について考えてみてほしい。

合理的な意見より感情的な意見のほうに重きを置くことも私たちの限界の一つだ。発電に化石燃料と原子力のどちらを使うか、といった選択肢について、私たちはリスクと利益を無意識に比較検討する。一方の代わりにもう一方にしても、利益がほとんどあるいは何もなさそうに思えると、あとから出てきた選択肢のリスクのほうが大きいと自動的に認識する。核エネルギーのリスクは大きいが化石燃料のリスクはあってもわずか、と無意識に思うのだ。この無意識に行なっている評価には、何をもって「自然」とするかも一役買っている。化石燃料は自然で、有機体《オーガニック》で（実際にそうだ）、小麦若葉の青汁を飲んだり歯ごたえのあるシリアルを食べたりするのとあまり違わなさそうなのに対し、核エネルギーは不自然で、人工的（そのとおり！　ただし、燃料は違う）に思える。

私たちによる利益とリスクの評価には、リスクを自発的に受けるかどうかに絡む側面もある。大方の人は、核エネルギーの使用を政府や産業界から押しつけられた不本意なリスクだと感じている。不思議だが、化石燃料の使用には同じような感情を抱かない。このことが核エネルギーのリスクをより怖そうなものだと思わせている。多くのデータが示すところによれば、社会はリスクが自発的なら、そうでない場合に比べて一〇〇～一〇〇〇倍大きいリスクも受け入れる――バイクに乗るかバスに乗るか、といったケースのように。もう一つ、リスクの認識は信頼感にも左右される。信頼できない相手から負わされるリスクは信頼できる相手からのリスクより脅威に感じる。この点でも、原子力関連の団体（政府、業界など）は、石炭や石油の業界や規制団体より信頼できないと見なされている。なぜそうなのかははっきりしない。メキシコ湾でのディープウォーターホライズンの事故やアラスカでのエクソンバルディーズ号の原油流出について考えてみてほしい。

それでも、人間の理性の力はこうした直感による妨害を乗り越えてクリアな思考にたどりつけるはずではないのか？　否。遅くて意識的な理性と速くて無意識の感情や直感との複雑な相互作用において、脳の基本構造は感情に重きを置くようにできている。感情のありかである扁桃体は、私たちが物を考え抜くのに使う皮質より、入ってくる刺激を先に受け取る。ニューヨーク大学の神経学者ジョセフ・Ｅ・ルドゥーが『エモーショナル・ブレイン――情動の脳科学』（東京大学出版会）に記したように、「脳の配線は……情動系から認知系への接続のほうが認知系から情動系への接続より強くなるようにできている」のである。

あなたはいみじくもこんな疑問を抱くかもしれない。それがこの本と関係があるのか？　大いにある。放射線を浴びるのはいいことか？　原子力は安全か？　核兵器を破棄すべきか？　などと問われたとき、たいていの人はシン・スライシングに頼る。あとになってから、第一印象に沿っているか反しているかするデータについて、おそらくはしぶしぶ考えることがあるかもしれない。私たち著者は、単純化されてはいるが偏りのないデータ分析を実演して見せ、複雑なほうの分析プロセスをひととおり体験してもらうことが、持論の再検討の一助になればと願っている。単純化のはらむ危うさは承知しており、取り上げた数々の複雑なテーマにかんしてはるかに深い専門知識をお持ちの科学界の同僚や関係者から批判されることは十分予想している。また、核エネルギーや核廃棄物などの問題にかんしてすでに強い意見をお持ちの方々からの批判も覚悟している。どちらの側からも同じように批判されたなら、私たち著者は狙いが当たったと判断するだろう。

放射線は暮らしのあらゆる場面に顔を出すどころか、暮らしを支えているので、放射線とは何か、どんな仕組みで働くのか、何ができて何ができないのかを知ることは私たちにとって欠かせない。

民主主義を信じていることも本書を書いた理由に挙げられる。民主主義が機能するためには、判断を求められた問題について情報が理知的に提示される必要がある。私たちには、放射線が絡む問題と接点のある人選や政策に賛成ないし反対の票を投じる機会がかなり多い。たとえば、北極地方での掘削（訳注　アメリカではアラスカ州内の保護区での石油掘削をめぐって長年論争が続いている）や原子力発電所の認可といったエネルギー政策、北朝鮮やイランにおける核兵器開発への対処のような外交政策がそうだし、ほかにもたくさんある。

そこで、結びとしていくらか意見を述べたい。まず、放射線にかんして多くの人が抱いている恐れは、実際のリスクに相応だとは言えない。私たちは誰もがふつうに、居住地や職業に応じて実にさまざまな線量の放射線を浴びている。だがその範囲内で、健康への悪影響を示すデータはほとんどない。これはつまり、私たちのほとんどは電子レンジ、テレビ、コンピューターのディスプレイ、携帯電話からの放射線について心配しなくていいことを示している。また、個人のレベルでは、空港での後方散乱Ｘ線スキャンなどの極低線量の被ばくについても心配無用だ。空港でよりフライト中のほうがよほどたくさん放射線を浴びる（だからといって、極低線量とはいえ放射線を何百万という人が浴びることの潜在的なリスクを社会として気にしなくていいわけではない）。

個人として注意すべきは、私たちのほとんどが無視している放射線、すなわち医療処置で浴びる分である。私たちが毎年浴びている放射線の半分は医療処置によるもので、そのうち三分の一から半分は不要かもしれない。担当の医師には検査を勧める理由、リスクと利益の兼ね合い、浴びることになる線量を確認しよう（こうした用心は、放射線絡みに限らずあらゆる医療検査や処置に当てはまる）。また、アメリカやヨーロッパの該当する地域にお住まいの場合は、ラドンガスが放つ放射線を浴びている可能性も考える必要がある。当てはまるようであれば、家の中の放射線レベルを測定するといい。言うまでもないが、がんが心配ならたばこを吸ってはいけない。喫煙はあなた（や家族や友人）をかなりの放射線にさらすばかりか、放射線との相乗効果でがんを引き起こす。

核エネルギーにかんしては？　私たち著者は推進派でも反対派でもない。そして、原子力、化石燃料、水力、太陽などのエネルギー源それぞれについてリスクと利益が慎重かつ批判的に評価されることを強く望んでいる。本書では、駆け足ではあるがそれぞれの利点や欠点を議論している。それから、〝核のリスク〟は核ではないエネルギー源に絡んでも存在していることを忘れずにいてほしい。石油を外国に依存していると戦術的ないし戦略的核兵器が使われるような軍事対立を招く可能性がある、というようなことだ。たとえば、天然資源に乏しい島国の日本が外国からの供給に頼ることは、中国との長きにわたる緊張関係をふまえて賢明か？　福島第一でのような事故が再び起こるリスクより危険な政治対立の引き金を引いたりしないか？　私たち著者にはもちろんわからないが、このような複雑なシナリオを慎重に検討することが必要である。

一方、平和的な核技術の普及を促進すると、核兵器にかんする技術や能力の拡散も速まりそうだ。核兵器技術がいっしょに拡散することは避けられないにもかかわらず、普及の流れはおそらく止められない。発展途上国は安くて効率のよいエネルギー源を必要としている。地球上の五人に一人という人口と信頼性の低い送電網を抱えるインドはその一例にすぎない。さらに、核廃棄物の問題がある。私たち著者はこれを、科学的には解決可能だが政治的な泥沼にはまっている問題だと考えている。進展させるには確固たるリーダーシップが必要だ。今の政治家は将来の世代の利益になるよう、いろいろな〝熱〟を冷ます必要がある。聡明なエネルギー政策が実を結ぶのは五〇年後のことで、私たちの大半は今なすべき難しい決断の恩恵をこうむらないだろう。問題は、政治家やエネルギー関連企業のＣＥＯに規律と胆力があるかどうかだ。過去の実績は心もとない。

核関連事故、とりわけチェルノブイリや福島第一のことが多くの人の頭にあるに違いない。こうした事故は恐ろしい事態を招きうる。幸い、めったに起こらないが。いずれにしても、そうした悲劇的な出来事を検討するときには、ほかの行為に起因する仮借なき命の喪失についても思い起こすべきだ。たとえば石炭の採掘や輸送や燃焼は、大気汚染や地球温暖化に結びつく。大気圏内のオゾン層が破壊されることによってさらされる放射線が増えれば、大きな核関連事故よりはるかに多くの発がんを招く可能性がある。人類の飽くことなきエネルギー欲に簡単な解決策はなく、最善の解は複数のエネルギー源の組み合わせということになりそうだ。

核兵器にかんして好意的に言えることはほとんどない。その存在が米ソ間でいかに効果的な戦争抑止力となったかを議論することもできたが、確かな答えはない。核兵器を完全に廃絶すべきと考える人がいる。この考え方には、味方は保有していいが敵はだめ、という議論を無意味にする意義がある。目指すところは気高いが、真っ正直すぎる。それでは敵が核兵器を保有し、私たちにはないという事態になる公算のほうが高い。最近の北朝鮮やイランの動きを考えるだけでわかろうというものだ。だからといって、平壌やテヘランを通常兵器で散々に爆撃して彼らが核兵器を手にするのを防ぐほうが道徳的に高尚な行為なのか？　それはともかく、核弾頭が六万五〇〇〇発も要らないのは確かで、数発で十分である。それから、私たち著者は二人とも、イランのような国が核兵器を開発しているときに、現職のアメリカ大統領やイスラエル首相にはなりたくないものだと思っている。今、確固たる行動が必要とされている。それがどんな行動であるべきかは複雑な話だ。攻撃はならず者国家が核兵器開発から手を引くのを遅らせるのではなく早める、という主張がある。私たち著者は同意しない。常識が通じない相手や捨て鉢になった者、独裁者に理性的な行動を期待してはいけない。

ほかにもまだ多数ある放射線絡みの重要な課題を、本書では表面的にしか、あるいはまったく取り上げなかった。それは意図があってのことだ。私たちのほとんどにとって一度に頭に入る科学知識はこのくらいが限度だからというのもあるが、一つか二つを深く掘り下げるのではなく、数多くの関連するトピックを俯瞰的に示したかったからである。興味がわいてきたら、本書のウェブサイトwww.radiationbook.com（英語）や、各章の話題を取り上げた数多くの専門書で、詳しい情報に当たってみてほしい。

あらためて、最後までお付き合いいただいたことに感謝する。本書ではこのあとよくある質問に答えている。それ以外の質問と答えについては本書のウェブサイトを参照されたい。

Q&A

放射線ががんを引き起こすなら、電子レンジや携帯電話から放たれるものも含めて、自分がさらされる放射線を何でも気にしなければだめ？

放射線ならどんな種類でもがんを引き起こすとはかなり考えにくい。電子レンジや携帯電話で用いられている電磁波が人間に害を及ぼすと疑いの余地なく示されているわけではない。

携帯電話が発する低エネルギー電磁波は非電離放射線であり、高エネルギー形態の紫外線とは違って、生きた細胞に化学変化を引き起こす力をもっている可能性はかなり低い。唯一知られている効果は加熱で、電子レンジの中でマイクロ波が食べ物に含まれる水を熱するようなことである。実証されている影響はこれだけで、携帯電話からの放射線が人体にがんを引き起こしうるという生物学的なメカニズムは知られていない。携帯電話ユーザーの脳などの器官でがん（髄膜腫《ずいまくしゅ》、神経膠腫《こうしゅ》、耳や唾液腺のがん）の発症が増えたというデータには説得力がなく、ここ一〇年で携帯電話の利用が急速に広まったにもかかわらず、どのような種類のがんの増加も実証されていない。アメリカの食品医薬品局、疾病管理予防センター、連邦取引委員会は、携帯電話の使用を人間にとって危険なものに分類していない。それに対し、国際がん研究機関とアメリカがん協会は、携帯電話の使用を「ヒトに対して発がん性があるかもしれない」ものに分類している。携帯電話の安全性にかんする調査がもっと必要だという点ではどの方面も同意する。携帯電話の危険性が気になるようであれば、イヤホンマイクのような機器を使い、本体を耳元に当てているよりアンテナが遠ざかるようにするといい。アメリカ国立がん研究所のサイトhttp://www.cancer.gov/cancertopics/factsheet/Risk/cellphones（英語）の情報も参考にされたい。

天然の放射線源から浴びる線量が土地によって違うなら、引っ越したほうがいい？

その必要はない。デンバー市民はニューヨーク市民より自然放射線をたくさん浴びている。というのも、太陽からの放射線（海抜一六〇〇メートル）と地球から（ロッキー山脈にはニューヨークの地面よりウラン、トリウム、ラドンがはるかに多い）の放射線が多いのだ。だが、デンバーに暮らす人のほうがニューヨーカーよりがんなどの健康問題のリスクが高いというデータはない。

核エネルギーが事故や放射性廃棄物などたくさん問題を抱えているなら、なぜ単純になしで済ませられない？

多くの国がかなりの電力を原子力でまかなっている（アメリカは二〇パーセント、福島第一原発事故前の日本は三〇パーセント、フランスは八〇パーセント）。経済的にも社会的にも大きな混乱を招かないようにほかのエネルギー源に切り替えるには、たいへんな規模の計画を要する。また、ほかのエネルギー源にしても、環境汚染、石炭や石油の燃焼による地球温暖化、石油に見られるようなエネルギーの国外依存といった問題を抱えている。世界では各国政府が化石燃料にかんする助成金として毎年約五〇〇〇億ドルを支出している（世界人口の約四パーセントを占めるアメリカは、世界の石油、石炭、天然ガスの約二五パーセントを消費している）。

チェルノブイリや福島のような事故は防げる？

防げる。ただし脆弱性を前もって把握できていればの話で、現実にはどちらの事故の発生も予期できていなかった。人為的な危険要素については、真の理解に達してその発生確率を受け入れれば、私たちには設計で制御する技量があるので、確率を大幅に下げられる。もっと進んだ原子炉設計になると、安全性を考えて人手にあまり頼らなくなるだろう。そうした進んだ設計の原子炉がアメリカなど多くの国で建設されている。航空機の事故を完全になくすことはできないが、私たちは飛ぶことを止めない。代わりに事故原因を突き止め、予防策を講じる。同じことが原子力発電所にも当てはまる。厳重な予防策を講じるが、事故リスクをゼロにはできないことを認める必要がある。

放射線の被ばくによってがんリスクはどれくらい高まる?

浴びた線量による。重要なことなので覚えておいてほしいのだが、残念ながら私たちは皆、放射線を余計に浴びたかどうかに関係なく高いがんリスクを抱えている。現在がんにかかっていない五〇歳のアメリカ人男性が余生で少なくとも一回がんになる確率は四五パーセントを超えている。女性の場合は三八パーセントだ。放射線を浴びればこのリスクがさらに高まるが、線量が極端に——一般市民が浴びそうにないほど——多くないかぎり、増分はきわめて小さいだろう。放射線を一ミリシーベルト余計に浴びたことによる上乗せは、保健数理的に言えば一時間のカヌーや三〇〇マイル(訳注 約四八〇キロメートル)のドライブで死ぬリスクと同じくらいである。

放射性廃棄物の安全な扱いにかんする問題は解決できる？

できるが、政治ではなく科学にもとづくアプローチをとることが必要だ。貯蔵場所として考えられている候補はいくつかあるが、どれも完全無欠とはいかず、この難題を解決するためにはいくつかの戦略を組み合わせる必要がある。放射性廃棄物の扱いにかんして直面している問題は、ほかのエネルギー源の場合ととてもよく似ている。放射性廃棄物の場合、有利な点はその体積が比較的小さいことだ。欠点は、一部の廃棄物の寿命が長いこと、そして平和的ではない目的への転用リスクが存在することである。

外部被ばくと内部被ばくの違いは？

外部被ばくとは放射線を体外の線源から浴びることである。線源には、宇宙線や大地放射線のような天然のものと、X線装置やCTスキャナーや放射線治療装置のような人工のものがある。線源から放たれた粒子ないし電磁波が当たって体内まで入ってきたり身体を通り抜けたりすると、一部の組織や器官に変化が引き起こされうる。だが、中性子線を浴びたのでないかぎり（まれな出来事）、外部被ばくによって身体が放射能をもつことはない。

これとは違い、内部被ばくでは放射性物質が体内に入り込んだり意図的に取り込まれたりしている。たとえば、放射性核種を少なくとも一種類含んだ空気を吸う、食べ物を食べる、水を飲むなどした場合がそうだ。放射性核種が注射されたり体内に置かれたりすることもある。たとえば、医師が患者に放射性のグルコースを注射してＰＥＴスキャンを行なったり、ヨウ素１３１を注射して甲状腺スキャンを行なったりすることがある。セシウム１３７を含む放射性ペレットが一時的に体内に置かれることもあって、これは乳がんや前立腺がんでよく用いられる治療法だ。放射性物質が体内に入り込めば、身体は〝放射能をもっている〟ことになる。入り込んだ放射性物質が体内にどれだけとどまるかは、物理学的半減期（放射性崩壊の速さ）や生物学的半減期（体内にとどまる期間の長さ）など、数多くの要因によって違ってくる。医療処置で放射性物質が体内に置かれても、特別な状況下を除いて他人へのリスクにはならない。私たちは皆ふだんから、体内のカリウム４０や炭素１４といった天然の放射性核種による〝放射能をもっている〟。放射性核種が含まれた食べ物や水を摂取したとき、身体の放射能は単に増えるのである。

照射食品が大きな論争になっているのはなぜ？

たいていの食品は細菌や菌類などの感染源を含んでいる。従来の殺菌技術でそれらをすべて除去するのは、食品（ないしその栄養価）を損なうから、あるいは採算が合わないから、もしくはこの両方の理由からえてして不可能だ。一部の食品の殺菌には高線量の放射線がよく用いられる。

この処理は世界中で何百万という人の命を救っている。放射線殺菌技術が開発されるまでは、大勢の人が細菌による食品汚染で命を落としていた。ところが、放射線で殺菌された食品は放射能をもつと考えている人がいる。その考えは間違いだ。食品の殺菌にふつう使われているのは高線量のX線ないしガンマ線であり、外部照射で用いられるほかの形態の放射線と同じく、どちらも食品を貫通するが食品自体に放射能をもたせることはない。また、照射食品はフリーラジカルと呼ばれる毒性物質を含んでいて健康に悪影響を及ぼす可能性があると心配する人がいる。理論上その可能性はあるが、食品はどれももともと、フリーラジカルのような天然の発がん物質（と発がん抑制物質）を含んでいる。照射食品を食べてよからぬ結果を招くリスクは、細菌で汚染された食品を食べて死ぬリスクよりはるかに小さい。最近何度か流行《はや》った肉の大腸菌汚染や卵のサルモネラ菌汚染による中毒が好例と言えるだろう。EU諸国の人びとは食品照射がずいぶん（そして妥当とは言えないほど）心配なようで、EU内で流通する照射食品には特別なラベルを貼ることが義務付けられている。

放射線が危険なら、X線検査、CTスキャン、マンモグラフィーは断ったほうがいい？　歯科X線は？

電離放射線を浴びるたび、がんリスクはどれほどわずかでも高まるので、どのような放射線検査にも実施するうえで正当な理由が必要だ。結果に利用価値がある可能性の高い検査は正当化できるだろう。だが、診断や治療に対する実利がないなら正当化できない。医師や歯科医に放射線検査を勧められたら、その目的、自分にとっての利益、浴びることになる線量を確かめるべきだ。そうした情報を知ったうえで、勧められた検査の利益とリスクの兼ね合いが適切かどうかを判断すればいい。たとえば、大腸がんの検診として、通常の大腸内視鏡検査（痛いかもしれない）を受けるべきだろうか？　それとも、痛みはないが約一〇ミリシーベルトを浴びることになる「仮想」大腸内視鏡検査を受けるべきだろうか？　一〇ミリシーベルトというのは、あなたが一年に浴びている線量の二倍近く、核燃料サイクルに由来して浴びている量の数百倍にあたる。空港の後方散乱スキャナーを何十年と通り続けてようやく達する線量だ。そのうえ、処方どおりに実施するなら生涯に五回受けることが必要とされ、そうすると線量は合計五〇ミリシーベルトになる。これは原子力発電所の作業員が一年に許容される被ばく量の上限にあたる。というような計算を、担当の医師や歯科医は手伝ってくれるはずである。そうしてくれないなら、ほかの医師を探そう。

旅客機の乗客のスクリーニングに使われている放射線は危険な種類？

空港のセキュリティ担当官が、乗客が危険物を所持していないか確かめるのにふつう使っているのは、低線量の後方散乱X線である。一回のスクリーニングで浴びる線量は〇・〇〇〇一ミリシーベルトときわめて少ない。典型的な歯科X線の線量は〇・〇一ミリシーベルトで、後方散乱スクリーニングを一〇〇回受けて歯科X線一回分になる。これらを合わせても、私たちが天然の線源から絶えず浴びている放射線に対する上乗せ分はごくわずかだ。それをふまえると、空港でこの技術によるスクリーニングを受けてもおそらく安全だろう。直線しきい値なし仮説を信じる立場からは、この少ない線量に世界中の空港で毎日スクリーニングを受ける何百万という人数を掛け合わせることで、スクリーニングによってがんがいくらか引き起こされると示唆する数字が導かれる。だが、この計算の仕方でがんリスクを見積もることが適切かどうかは論争になっている。保健物理学会の放射線防護の専門家やアメリカ原子力学会の核擁護派は、きわめて小さな線量をかなりの大人数で掛け算することは不適切だと主張する。それに対し、どんな放射線被ばくも潜在的にがんを引き起こしうるので、そうした計算は適切だと論じる者もいる。正解は不明で、おそらく知りえない。ただ、後方散乱スクリーニングで浴びる線量が、距離にかかわらず機上で浴びるであろう線量よりはるかに少ないことは確かだ。

コンピューターのディスプレイ、テレビ、LED腕時計によって放射線を浴びる量が増えてがんになると心配すべき?

心配は要らない。そうした機器に付随する線量は少しはあるが、あなたやお子さんがどれだけコンピューターゲームをやったりテレビを観たりしようと、個人レベルのリスクは（あったとしても）きわめて小さい。

核エネルギーは私たちにとって最大の核の脅威？

核エネルギーは注意深く使う必要がある。だが、私たちの命に対してもっと大きそうな核の脅威がある。たとえば核兵器だ。石油を外国に頼ると政治的な不安定さが増し、ひいては戦争のリスクが高まる。状況によっては戦術的あるいは戦略的核兵器が関与してくるかもしれない。中東は、今の政治的および経済的な不安定さの根源であるとともに、アメリカをはじめ多くの国の重要な石油供給源でもある。不安定さにつながるさらに大きな潜在的脅威がアジアだ。中国と韓国が核エネルギー計画を進めているのは石油の国外依存にリスクが伴うからで、国内で安全保障対策を確立し、それを維持しなければならないのである。相変わらず脅威なのが核テロリズム、そして不安定な国による核兵器の蓄積、さらには地政学的に不安定な地域にあって存続している国、たとえば北朝鮮やイランによる核兵器の蓄積である。

核テロリズムについては？

核テロリズムに絡んでよく恐れられているのは、核物質や放射性物質を確固たる国民国家の一員ではない人物が手に入れることだ。広義には、近隣へのテロ行為に——イランがイスラエルに、北朝鮮が韓国になど——そうした物質を使いかねないならず者国家が手にすることも恐れられている。盗まれたりひそかに開発されたりした核物質は、核爆弾の開発、従来の爆発物への塗布、食品や水源の汚染に使うことができる。核兵器が危険なのは言うまでもないが、テロリストによる非国家組織が原子爆弾を開発できる見込みはほとんどなく、誰かが放射性物質を盗むか買うかして従来の爆発物をつくり変えることのほうが容易に想定できる。ＩＮＤ（即席核爆発装置）やＲＤＤ（放射性物質散布装置）などと呼ばれるそうした爆弾による実際の放射線被害はおそらく小さい。だが、心理的、政治的、経済的なダメージが大きい可能性がある。その理由は主に、放射線被ばくの影響にかんして市民が誤解していたり過大な恐怖心を抱いていたりするから、そして除染に費用と時間がかかるかもしれないからである。核テロリズムに対抗するためのいちばんの武器は、放射性物質の管理と市民の啓蒙だ。

原子力発電所に近い都市からのすみやかな退避は可能？　あるいはそのような立地の発電所は停止すべき？

政治家や核エネルギー反対派はよくこの問いを投げかけるが、前提が間違っている。彼らは原発付近の住民の迅速な退避が必要とされる可能性が高い、あるいはそれが望ましい状況になる公算が高いとしているが、どちらも正しくない。原子炉は核兵器ではない。原子爆弾のように爆発して火球や衝撃波で人を殺すことはない。機能不全に陥った原子力発電所から放射性物質が放たれるかそうなる危険性が生じた場合、まずは家やオフィスの中にいること（「屋内退避」）が求められる。すぐに退避を指示すると、放射能雲が通り過ぎるときに市民が屋外にいたり車内で渋滞につかまっていたりするかもしれないからだ。放射能がたいへん強く、短時間で許容できない線量を浴びる可能性がある場合を除き、退避が必要とされても、安全な計画が策定されて慎重に実施されるまで待つべきである。アメリカの標準的な原子力発電所の事故を想定したシナリオのなかに、大きな都市人口の即刻退避を求めることになりそうなものはほとんどない。にもかかわらず、この議論は三〇億ドル規模のニューヨーク州ショアハムの原発計画の撤廃に際して持ち出されたほか、ニューヨーク州インディアンポイントにある原発の閉鎖を目指す最近の動きの背後にもある。アメリカの原子力発電所が都市に近接していることはまれだ（一方、西ヨーロッパには多い）。これがたとえばウクライナとなると事情が違って、チェルノブイリの原子炉施設から三キロほどのところには人口四万の都市（プリピャチ）があった。

放射性物質が海にたどりつくのは危険ではないのか？

答えはイエスでもあり、ノーでもある。放射性物質が海にたまるのを防げる場合はそうすべきである。だが、たとえば福島での事故のような状況では不可能だ。幸い、海にたどりついた放射性核種は大量の海水で一気に薄められる。このことは、魚や海草などの生き物へのリスクを大きく下げる。また、セシウム137など、潜在的に危険ないくつかの放射性核種はカリウムに似ている。そのため、セシウム137は生き物の中に入り込むために何十億の何十億の何十億倍も多いカリウムと競わなければならない。また、吸収されたとしても、比較的すみやかに排泄される。そのため、放射性物質が海にたどりつくことは、特殊なケースを除いて、はじめに思ったよりは危険でない。忘れてはならないのは、一九四六年から一九七二年まで、多くの国が意図的に大量の放射性物質（沈めた原潜も含む）を海に投棄していたことだ。この慣行は現在中止されている。また、一九四五年から一九八〇年まで行なわれていた大気圏内核実験によって、大量の放射性物質が海にたまった。それから、海にはもとから放射性核種が含まれていることも忘れずにいよう。出どころは地震や川からの流入などさまざまで、ウラン、トリウム、ラジウムなどの放射性元素が地中から運ばれて表面に出てきたのである。それに、海には天然のカリウム４０が大量に含まれている。

核関連事故が起こったら安定ヨウ素剤を服用するべき？

医師や公衆衛生当局の担当者から服用するよう指示されたのでないかぎり、その必要はない。非放射性ヨウ素は、一般にヨウ化カリウムのかたちで身体に吸収されて甲状腺に集まるが、各人の日頃の食事に含まれているヨウ素の量などいくつかの要因によって、集まる量が違ってくる。甲状腺がふつうのヨウ素で満たされていれば、核関連事故で放たれたヨウ素131のような放射性ヨウ素が吸収される可能性は小さい。ただし、ふつうのヨウ素も摂りすぎると身体の害になることがある。また、子どもが誤ってふつうのヨウ素を摂りすぎると中毒になることがある。もう一つ、ふつうのヨウ素に放射性ヨウ素の摂取を阻む効果があるのは、放射性のヨウ素にさらされる前に摂取された場合に限られる。こうした複雑な兼ね合いがあるので、安定ヨウ素剤を服用するのは指示された場合だけにすべきである。

放射線でがんが引き起こされるなら、なぜがんの治療で照射される?

正常細胞に電離放射線を当てたときの効果は一見矛盾している。低線量ではほとんど変化が生じないが、線量を増やすと細胞のDNAを傷つける可能性が高まる。DNAの損傷(突然変異)は、特殊な状況下ではがんを引き起こしうる。ところが、線量をさらに増やすと、細胞のDNAに発生した突然変異があまりに多くなり、細胞はダメージを受けすぎて死ぬことになる。これはがんリスクという点では喜ばしい。死んだ細胞はがんになりえないからだ（ただし、死んだのが脳細胞だとあまり喜べない）。がんの放射線治療では、一般にきわめて高線量を身体の特定部分、通常はがんのある部分に当てる（例外もある）。高線量を当てるのは、照射野の範囲内にあるがん細胞を全滅させるためだ。すると範囲内の正常細胞も死ぬ。肺がんやホジキン病については、この戦略でがん細胞を根こそぎにして患者を治すことができる。それまで正常だった細胞のなかには、放射線を浴びても死なないものがあるかもしれないし、意図した照射野の外にあっても散乱放射を浴びて、突然変異を起こして新たにがん化するものが出てくるかもしれない。たとえば、ホジキン病から回復した患者の五〜一〇パーセントが、のちに白血病や脊髄異形成症候群を発症する。とはいえ、一部のがんで治療に放射線を用いることの利益は、新たながんを発症するリスクをはるかに上回っている。

人工の放射線源にさらされると命が救われる？　それとも奪われる？

各種検出器や非常口を示す標識、ほかにも飛行機やビルの鉄筋の構造上の完全性を保証するために使われる工業用X線装置などで、人工の放射線源が広く用いられていなかったら、現代生活の安全性はずっと低かっただろう。医療の現場でも、がんなどの病気の診断やがんの治療に放射線装置が用いられている。全体として、人工の放射線源が救った命は奪った命よりはるかに多い。

世の中ではなぜ放射線が怖がられている？

一筋縄ではいかない問いだ。放射線が初めて発見されたとき、秘められた可能性に世間は大いに沸いた。健康にいいという放射線を浴びられるからと、ラドン洞窟のような場所をわざわざ探した人も多かった。だが、広島と長崎に原子爆弾が投下されて、状況が一変する。人びとは放射線を人類を利するものではなく脅かすものと見なしはじめた。この感情は冷戦時代の核兵器開発競争中にいっそう強まった。否定的な影響を及ぼした要因にはほかにも、原子力潜水艦・戦艦の開発をめぐる秘密主義や、事後に明らかになった大気圏内核実験による健康への悪影響が挙げられる。私たちが放射線を感じ取れないことも怖がられている一因だ。人間は火事、地震、洪水などの自然災害に対処する術《すべ》を発展させてきたが、放射線は五感で知覚できない。致死量の放射線を浴びたのに数日なり数週間後まで気づかなかった、ということが起こりうるのだ。この可能性はたいていの人を震え上がらせ、知らない悪魔よりなじみの悪魔ということになる。多くの人が、放射線が特殊な環境下でがん、出生時障害、遺伝性疾患を引き起こしうると知っているが、石炭や天然ガスや石油といったほかのエネルギー源にもそうした危険性があるとは認識していない。たとえば、発電量のメガワット当たりでは石炭火力発電所のほうが原子力発電所より放射性物質を三倍多く放っているのだが、このことはほとんど知られていない。また、たいていの人は、自分が日々の暮らしでいくつの放射線源にさらされているかを知らずにいる。もう一つ、人びとは原子力発電を化石燃料による発電より怖いものと見なしがちだが、それは多くの人が自動車の追突事故で死ぬより飛行機の墜落事故で死ぬほうを怖がるのとほぼ同じようなものである。飛行機の墜落による毎年の死者数は自動車事故の場合よりはるかに少なく、件数もずいぶん少ないのだが、飛行機事故一回の死者数の平均は自動車事故の場合よりずっと多いので、飛行機での移動のほうがリスクの高い選択肢のように思える。言ってみれば、平均値より異常値のほうが怖い。原子力関連の事故で多数の死者が出たのは一回だけ（チェルノブイリでの二九人）だが、一回の飛び抜けた事故のほうが化石燃料が絡むそれより小さなはるかに多数の事故より恐ろしく思えるのである。化石燃料も本質的に数々の危険性をはらんでいるのだが。

わが家のラドンガスはどれくらい危ない？

家の空気や水に含まれるラドン濃度が高いほど、潜在的な危険性は高まる。ラドンは、平均的なアメリカ人が浴びている自然放射線の半分ほどを放っている。しかし、一様に分布しているわけではない。アメリカでは、コロラド平原などの一部の地域で土壌に含まれる放射性核種の組成のせいで濃度が高い一方、ほかの地域では低い。高濃度の地域に住んでいるなら、自宅のラドン検査を検討してほしい。検査方法について詳しくは、環境保護局のウェブサイトhttp://www.

epa.gov/radon/pubs/citguide.html（英語）にアクセスされたい。ラドンにさらされることは肺がんの重要な要因の一つと考えられており、とりわけ喫煙者にとって危険であることを覚えておこう。

宇宙飛行士は放射線を心配する必要がある？

大いにある。宇宙旅行は複雑なリスクを数多く伴うが、その一つは私たちが地球で浴びているのと同じ電離放射線への被ばくだ。地上では主に、大気圏を通り抜けてきた光子によるX線とガンマ線が問題になる（ラドンは別問題）。それに対し、太陽に近いせいで私たちの大多数より自然放射線をたくさん浴びるデンバーの住民や航空機の乗務員と同じく、宇宙飛行士も浴びる線量が多い。たとえば、国際宇宙ステーション（ＩＳＳ）に半年滞在すると、線量は約一二〇ミリシーベルトと、平均的な原爆被爆者の浴びた量の半分強になる。これは地球にいるときの約六〇倍多い。惑星間旅行のような長期の宇宙計画に携わる宇宙飛行士は、それよりはるかにたくさん浴びることになる。たとえば、火星まで行って（望むべくは）帰ってきた人が浴びるであろう線量は一〇〇〇ミリシーベルトと、平均的な原爆被爆者の五倍ほどになる。

宇宙飛行士の浴びる放射線の線源は次の三種類だ。(1)太陽粒子現象。ときどき思い出したように起こり、太陽周期（太陽フレアやコロナ質量放出）に応じたばらつきがあり、限定的にしか予測できない。(2)銀河宇宙線現象（太陽を除く銀河系からの宇宙線）。電子をはぎ取られた高エネルギーの荷電原子が光速近くで飛び、ほとんど何でも貫通する。(3)地球の磁場に捉えられた放射線帯。一例がヴァンアレン帯で、高エネルギーの荷電粒子が大量に存在する。

さらに、宇宙飛行士がさらされるであろう放射線のうち、ガンマ線や陽子といったいくつかの種類については潜在的な健康被害がかなりよく把握されているが、水素（水素の原子核である陽子）より重い荷電粒子による健康への潜在的な影響についてはほとんどわかっていない。健康絡みでは主に次の二点の検討を要する。(1)短期的な事象。骨髄、胃腸、眼（白内障）、皮膚、心臓、中枢神経系へのダメージなど。(2)がん。ほかにも、行動の無自覚な変化の可能性が懸念される。

ＮＡＳＡなどの宇宙機関はこの分野の研究や知識の蓄積に取り組んでおり、放射線の遮蔽に最適な宇宙船設計、荷電粒子放射線への被ばくによる健康への影響、がんリスクの低い乗組員の選定などについて検討している。たとえば、最近の火星探査機や探査車キュリオシティには、火星への道中や火星での活動中に飛行士が浴びるであろう線量を測定するための計器が搭載されている。

同じ線量を浴びればがんリスクは誰でも同じ？

同じではない。本書では年齢や性別などいくつか重要な要因を取り上げた。たとえば、若者は大人よりヨウ素131にさらされると甲状腺がんを発症する確率が高い。また、女性は男性より被ばく後に甲状腺がんになる確率が高い。だがリスクにかかわる要因はほかにもある。ある種の遺伝性疾患をもつ人、とりわけDNAへのダメージを修復する機能に支障が生じるような疾患の持ち主は、放射線で誘発されるがんへの感受性がとりわけ高い。たとえば毛細管拡張性運動失調（脳など身体の各部に悪影響を及ぼす）、ファンコニ貧血（遺伝性の血液疾患）、色素性乾皮症（身体が紫外線によるダメージを修復できない）の子どもがそうだ。そうした子どもの親は、異常をもっていなさそうに見えても該当する異常遺伝子を一つもっており（子どもはふつう二つもっている）、放射線で誘発されるがんへの感受性が高まっている可能性がある。遺伝性疾患の家族歴のない人も、放射線への感受性が高まるような遺伝子の変異体や突然変異（あるいは両方）をもっている可能性がある。たとえば、ＢＲＣＡ1やＢＲＣＡ2遺伝子をもつ女性放射線技師は、もっていない女性放射線技師よりがんリスクが高い（ＢＲＣＡ1とＢＲＣＡ2は乳がんや卵巣がんのリスク増大に関連している遺伝性の突然変異）。また、この二つの遺伝子突然変異をもつ女性は、放射線で誘発される乳がんへの感受性が特に高く、マンモグラフィーを頻繁に受けると乳がんリスクが上がるおそれがある（マンモグラフィーを受けずに済ますべきという意味ではない。ＢＲＣＡ1またはＢＲＣＡ2遺伝子突然変異のない女性と比べてがんリスクに上乗せ分があるということだ）。がんと遺伝子との関連はほかにも数多くあり、たとえば原爆被爆者のあいだでは、上皮成長因子受容体というタンパク質——肺のある種の細胞を制御する——をコードしている特定の遺伝子をもっていると、肺がんリスクが高い。

要するに、放射線で誘発されるがんに対する感受性は人それぞれである。現状では、特定の遺伝子異常に絡む家族歴がないかぎり、個人の相対的な感受性を知ることは難しい。だが、遺伝子配列決定法の進歩がこれから一〇年で現状を変えそうだ。それでも、放射線誘発性のがんに誰がかかるかについては、ランダム性という要因もあることを忘れてはいけない。この両方が効く。各人の生まれ持った遺伝的感受性がどうであれ、線量とがんリスクのあいだには明らかな関係がある。線量が多ければ、リスクは高まる。放射線由来の発がんに対する遺伝的感受性の問題は、たとえば高線量被ばくが避けられない惑星間旅行に誰を送り込むかを考えるうえで重要となる。

本書に関連する詳細情報、記事、調査、図表などについては、本書のウェブサイトwww.radiationbook.com（英語）にアクセスされたい。

謝辞

本書は論議の的となっている複雑な問題をいくつも扱っており、なかにははっきりした答えのないものもある。私たち著者が同僚の専門家に情報やコメントや批評を求めたところ、みなさまから建設的なアドバイスをいただいて、ほとんどを採り入れた。その進言と手引きと寛容というご厚意に対し、私たち著者は以下のみなさまに深謝する。ヴァンテージ・オンコロジー社のレズリー・ボトニック、オレゴン健康科学大学小児科名誉教授でエディンバラ王立内科医学会特別会員のニール・ビスト医師、ディックソン・コンサルティングの社長で認定保健物理学者のハワード・W・ディックソン、テキサス大学公衆衛生大学院職業保健学教授のロバート・J・エメリー博士、セネス・オークリッジの社長で同社リスク分析センター長であり、アメリカ放射線防護測定協議会の特別名誉会員で、原子放射線による影響に関する国連科学委員会の顧問でもあるF・オーウェン・ホフマン、ウィーンの原子放射線による影響に関する国連科学委員会で上級事務局員だったヴァルトラウト・ホルツァー、『*Nuclear Power Plants as Weapons for the Enemy*—

——*An Unrecognized Military Peril*』の著者であるベネット・ランバーグ博士、『周期表――成り立ちと思索』（朝倉書店）の著者であるカリフォルニア大学ロサンゼルス校化学・生化学科のエリック・R・シェリー博士、アーノルド・シャーウッド博士、朝長万左男医師、コロラド州立大学環境・放射線保健科学科名誉教授のF・ウォード・ウィッカー博士、中央カリフォルニア小児病院の臨床遺伝・代謝科医長でありカリフォルニア大学サンフランシスコ校小児科臨床教授で、アメリカ小児科学会特別会員、アメリカ人類遺伝学会特別会員のスーザン・C・ウィンター医師。こうした方々の貢献により本書の質が著しく向上した。正しい記述はすべて彼らのおかげであり、間違いはもっぱら私たち著者の責任である。

ほかにも以下のみなさまに謝意を表したい。ウォルター・アイザックソン、カリフォルニア工科大学アインシュタイン文献プロジェクト編集長兼主事のダイアナ・K・バックウォルド、エルサレム・ヘブライ大学アルベルト・アインシュタイン・アーカイブのバーバラ・ウルフ、そしてフランクリン・D・ルーズヴェルト大統領図書館のサラ・L・マルコムには、アルベルト・アインシュタインによるフランクリン・ルーズヴェルト宛の手紙の使用許可を得るうえでご支援をいただいた。フランスのパリにある大気環境教育研究センター（ＣＥＲＥＡ）のマルク・ブーケ博士は、福島とチェルノブイリから放出されたセシウム１３７の飛散状況にかんして彼の研究グループが作成した図版の使用をご許可いただいた。

クノップフ社のジョナサン・シーガルには本書への支援といつもながら巧みな編集手腕に、シーガルのアシスタントであるジョーイ・マガヴェイには変わらぬ快活な助力に、ヴィクトリア・

ピアソンには私たち著者が度を超えてきつくしてしまったスケジュールを思慮とユーモアで発刊へと導いてくれたことに、エイミー・ライアンには行き届いた原稿整理に、ジャネット・ビールには土壇場での獅子奮迅の活躍に、ミシェル・サマーズとブリタニー・モロンジエロには頭の回転の速さと創意に、それぞれ感謝する。

ロバート・ピーター・ゲイルおよびエリック・ラックス

私がこれまでいっしょに仕事をしてきた医師や科学者は大勢いる。ここに全員の名を挙げることはできないが、特筆に値する方々がいる。ここに挙がっていない方にはお詫び申し上げる。どなたのことか、ご自身はおわかりであろう。リチャード・A・チャンプリン教授（現テキサス大学）、ポール・I・テラサキ教授、ドリュー・J・ウィンストン教授、ウィンストン・G・ホー教授、エマヌエル・メイデンバーグ教授、故M・レイ・ミッキー教授、故デイヴィッド・W・ゴールディ教授をはじめとするカリフォルニア大学ロサンゼルス校の同僚には、何度かの緊急対応に際して大きなご支援と助力をいただいた。また、私の師であり友人であるマーティン・J・クライン教授と、ソビエト体制下で大変な苦労をされた故アレクサンドル・フリーデンシュタイン教授も挙げたい。生涯の同僚であり友人であるワイズマン科学研究所のヤイール・ライズナー教授は、冷戦をものともせずチェルノブイリの被害者を支援した。故アーマンド・ハマー医師とリチャード・ヤコブスには、物資にかんして多大なご援助をいただいた。ブルナシヤン・ロシア連邦医学物理センター（ＦＭＢＣ）のアレクサンドル・バラノフ教授は二五年以上にわたって私の同僚であり、師であり、友人だ。彼と私は、ＦＭＢＣおよびロシア血液学研究センターのアンゲリーナ・グスコワ教授とアカデミー会員アンドレイ・ヴォロビヨフとアカデミー会員レオニード・イリイン、ＦＭＢＣの故ゲオルギー・セリドフキンをはじめ、ロシアとウクライナの数多くの有能な医師や科学者といっしょに仕事をした。アカデミー会員エフゲーニー・チャゾフは研究所で器材や消耗品を何度か物色させてくれ、私のＫＧＢ「警護役」だったヴィクトル・ヴォスクレセンスキー医師は、自分の公の任務にもかかわらず、必要に応じて「体制」をかわすのに必ず手を貸してくれた。ミハイル・ゴルバチョフ大統領は、故アナトリー・ドブルイニン大使とともに、私をソビエト連邦に招くうえで重要な役割を果たしてくれ、私の活動を支援してくれた。ニコライ・ルイシコフ首相は一九八八年のアルメニア大地震後に私が現地で行なった活動を支援してくれた。ワシントン大学の故Ｅ・ドナル・トマス教授とシアトルにいる彼の同僚らは、四〇年以上前に私に骨髄移植への興味をかきたててくれた。また、私が駆け出しだった頃にはウィスコンシン医科大学の故モーティマー・Ｍ・ボーティン教授、ジョンズ・ホプキンズ大学の故ジョージ・Ｗ・サントス教授、ギュスタヴ・ルッシー研究所の故ジョルジュ・マテ教授にお世話になった。

ブラジルでは、国立がん研究所（当時）のダニエル・タバク医師と、私をいたく「気に入って」パスポートを何度も取り上げては私を出国できないようにしようとしたブラジル海軍将官アミアイ・ブルラと働く機会を得た。リオデジャネイロのマルシリオ・ジアス海軍病院とブラジル原子力委員会の同僚らはとても重要な協力者だった。フライブルク大学のローラント・メアテルスマン教授にもご協力をいただいた。ヴァルトラウト・ホルツァーには、長年にわたって国際原子力機関との連絡をお手伝いいただいた。

日本では、次の諸先生方にひとかたならぬお世話になった：東京大学の前川和彦《まえかわかずひこ》名誉教授と千《ち》葉《ば》滋《しげる》教授（訳注　現筑波大学）と浅野《あさの》茂隆《しげたか》名誉教授、王伯銘《おうはくめい》、幸道秀樹《こうどうひでき》、日本大学の麦島秀雄《むぎしまひでお》教授。生涯を通じて原爆被爆の後遺症の研究に取り組んでおられる長崎大学の朝長万左男教授（訳注　現日本赤十字社長崎原爆病院院長）には、原爆にまつわる記憶をお聞かせいただいた。九州大学の原田《はらだ》実根《みね》名誉教授は終生の同僚であり友人で、数々の込み入ったプロジェクトを絶えず支援してくれた。白数《しらす》訓子《のりこ》氏は内閣府や国会への連絡役を務めてくれた。セルジーン社は、ジョセフ・メリロー氏とジェリー・ゼルディス医師およびジェイ・バックストロム医師を筆頭に、私の日本での人道活動を支援してくれた。

なんと言っても、危険を伴う私の活動を一貫して支えてくれた家族にとりわけ感謝している。タルとシーアとエランは父親の助言を聞き入れ、勇敢にもチェルノブイリ事故直後のキエフへ入り、人びとの動揺を鎮めるのを手伝ってくれた。妻のローラ・ジェーンは本書を何度も読んでくれたほか、私とエリックのいつ終わるともわからない共同作業のあいだ、衣服と食事に困らないようにしてくれた。

最後に、チェルノブイリの英雄アンドレイ・タルモシャンの名を挙げたい。私とは長年にわたって連絡を取り合っていた。また、あれだけのけがを負ったにもかかわらず、世界中を回って仲間の消防士たちと自分の経験について議論した。生きて孫を目にし、放射線と無関係の原因で近ごろ亡くなった。寂しいかぎりである。

ロバート・ピーター・ゲイル

ジョナサン・シーガルは三〇年以上にわたって私の担当編集者で、六冊の本でお世話になっている。その著者への配慮と細部への注意力により、彼の手にかかった原稿はどれも質が著しく上がる。出版業界でよく知られているとおり、彼はたぐいまれな編集者だ。幸運なことに、彼は私のたぐいまれな友人でもある。

ローラ・ゲイルには、原稿へのコメントに対して、そしてロバートと私がロサンゼルス、ニューヨーク、モンタナ州ビッグスカイ、ロンドンでいっしょに仕事をしている期間、食事など身の回りの世話をしていただいたうえ、親しくお付き合いしていただいたことに対して謝意を表したい。また、ダニエレ・フラムには、入念で思慮深い読み込みに対して感謝する。そして、素晴らしいライターであるE・C・マッカーシーには、大量の資料を用意するのを手伝ってくれたこと、そしてまさしくそれという言葉を何度となく思いついてくれたことに大いに感謝する。

デイヴィッド・ウルフとウイリアム・タイラーは、私が本を書くたび多くの原稿のことでずいぶん苦労させられているのに、決して次作にノーと言わない。二人の長年にわたる友情はいつでも恩恵をもたらし、その絆は喜びをもたらす。二人の息子サイモンとジョンはともに、原稿を読んで質問や提案をするという形で貢献してくれた。ある晩の夕食の席で、サイモンは人びとが放射線を恐れる理由についての洞察に富む説を披露してくれた。私に頼まれて彼が書いた文章は、ほとんどそのまま本書に採り入れられている。妻のカレン・サルズバーガーも、同じように思慮深く原稿を読んで質問をしてくれた。彼女は励ましと支えの泉であり、なにより愛と人生における素晴らしいパートナーである。

エリック・ラックス

〔解 説〕

両極端の科学的知見のはざまに真実を追求する理性の書

日本赤十字社長崎原爆病院院長
朝長万左男

日本の国民が現在ほど放射線の知識の必要性を痛感したことはかつてなかっただろう。世界を震撼させた二〇一一年三月一一日の東日本大震災による津波につづいて発生した福島第一原子力発電所事故による放射性物質の拡散は、一〇〇万人を超える福島県民の放射線被ばくをもたらし、その健康影響が懸念されている。原発を多数保有する欧米諸国の人々にも強い不安を引き起こした。

チェルノブイリ原発事故など世界の重大な放射線被ばく事例のほとんどにおいて、被ばく者の救護活動にかかわってきた米国の医師ロバート・ピーター・ゲイル博士は、一般市民が学歴にかかわらず放射線に関する知識に乏しいこと、これがいかに個人の放射線リスクを適正に判断することを妨げているかを憂慮してきた。彼は、今こそ放射線と人間の関わりについてわかりやすく書かれた啓蒙書が必要だと考えるにいたった。これがジャーナリストのエリック・ラックス氏と共に本書を企画、執筆した理由であり、この本はいわば放射線物語ともいうべき単行本として世に出ることになった。

物語のプロローグは、ゲイル博士が深くかかわった南米ゴイアニアにおけるセシウム集団被ばく事件の現場感あふれる描写からはじまる。私たちがいかに放射性物質と隣り合わせで生活しているかを知らされる怖い話である。つぎの「放射線とあなた」の項では、人間が身近に自然放射線にさらされ、体の中にも微量のカリウム40などの放射性物質があること、太古から人類が放射線と付き合ってきたことなどが明らかにされる。

第1章では、人間がかかえる自らの生命と健康に対する放射線の脅威を、危険度（リスク）で推し量り、評価し、自らの判断で、いかに折り合いをつけるか、その方法を考察している。また集団におけるリスクの概念にもくわしく触れている。ここでは放射線の被ばく線量が重要なテーマとなる。ミリシーベルトであらわされる単位によって、人体への放射線の作用を測る意義が詳しく説明されており、初めて放射線を本格的に勉強しようと思われる読者にとっては必読の部分である。被ばく線量とがんの発生率の関係を知るための学問である疫学の理解の仕方について述べるとともに、現在広く流布されている知見の評価と整理について重要な考察を行なっている。このような疫学研究では、往々にして専門家の間でも意見が大きく分かれることもまれではない。科学的知見というもののとらえ方を詳しく論じており、まさに第1章はこの本の核心部分である。

次章の放射線の歴史では、レントゲン博士による一八九五年の放射線の発見のエピソードに始まり、ラザフォードによる原子核の変換の発見、さらにシラードによる核分裂によるエネルギー放出の発見から、中性子による核分裂の誘導で原爆をつくる理論が考案され、ついには米国のマンハッタン計画において、オッペンハイマーらによる原爆の完成に至る歴史を描いている。ここで人類史上初めての実戦における核兵器使用となった広島・長崎への原爆投下について述べ、原爆被爆者の健康影響が主に白血病とがんとしてあらわれ、生涯にわたることを、最新のデータに基づいて説明している。ゲイル博士に依頼され用意した解説者の個人的原爆体験のエピソードがここで紹介されている。一方で、医療面などにおける放射線利用のめざましい発展の歴史にも言及して、人間と放射線の関わりの多面性を明らかにしている。

さらに放射線の性質の章、ついで放射線発がんの章と物語は進んでいくが、放射線について一から学ぼうとする人にとっても、すでに一定の知識を有している人にとっても、この第3章、第4章は本書のもっとも優れた解説部分であり、しっかり読み通してほしいところである。とくに発がんのメカニズムについて現代医学の最先端知識を分かりやすく述べつつ、放射線の作用がいかにして遺伝子を傷つけ、がんを発生させるのかを解説するくだりは類書の中でも群を抜いており、ゲイル博士の白血病研究医としてのキャリアがいかんなく発揮されているところである。

フクシマは我が国では依然進行中の問題である。多くの住民が低線量被ばくを受けていることが判明しつつある。今後の健康影響、とくに子どもたちの甲状腺がんと成人のがんの誘発の可能性について、現在までの科学的知見が必ずしも完全なものではないという限界がある中で、いかにして個人のリスクの妥当な判断に到達するか、その方法の提示にゲイル博士は努力を傾注している。リスクを極端視する学者から、全く楽観視する学者まで隔たりの大きい中で、より妥当な方法で得られた科学的知見を総合した時に見えてくるリスクの範囲を見定める重要性を指摘している。目に見えない放射線が引き起こす人体影響の可能性はいかにそのリスクが小さくとも不安は最大化する傾向があり、これは遠距離被ばくの原爆被爆者で広く認められるところであり、福島でまさに同じことが起こっている。ここは本書のハイライト部分であるといえる。

ゲイル博士は、本来は血液内科医であり、若い頃すでに米国において骨髄移植のパイオニアとして有名となっていた。一九八六年のチェルノブイリ原発事故に際して、旧ソ連邦政府の招きで急性放射線障害に苦しむ消防士らに骨髄移植を実施した人物である。その後も放射線被ばく事故のたびに、治療に駆けつけるという献身的な医療行動でも知られている。日本でのＪＣＯ事故（一九九九年）の超高線量被ばくの従業員の骨髄移植に際して治療団に参加している。二〇一一年の福島第一原発事故でもたびたび現地を訪れ、被ばく者の相談にのってきた。一九八二年に私どもは知り合った。解説者は一九八四年にゲイル博士の紹介でＵＣＬＡ血液腫瘍科に客員研究員として留学し、共に働いた経験を持っている。ゲイル博士の卓越した医学知識と臨床医としての力量をまじかに見ていた。彼が被ばく医療にたずさわることになるとは思ってもいなかったが、彼の医師としての素養はまさに被ばく医療に最適であったことに今思い当たる。放射線の人体影響は物理学的知識だけでは解明できないのであって、放射線のエネルギーを受ける人体側からの視点が必須であり、ゲイル博士における物理学と医学の素養の融合がこの本を執筆させた原動力であろう。

ゲイル博士の立ち位置は一貫しており、科学的客観性である。しかし往々にして科学は不完全なことが多いのも事実である。科学は目の前に現れた現象を認知することには長けているが、存在しないもの、たとえば放射線の影響がないことを証明することは苦手とする。このような科学の二面性が、低線量の影響を考える場合に影を落としている様子をうまく描いている。

第5章では、放射線で傷ついた人間の遺伝子の損傷は次世代の子どもあるいは子孫にまで伝わるのか、すなわち遺伝するのかを論じている。これは原爆被爆者の子ども達、いわゆる原爆二世にとってはもちろん、被ばくした住民にとっても切実な疑問である。知識人の間でも原爆の遺伝的影響があると信じている人は多い。果たしてその根拠はどうか、もろもろの研究に対して鋭い検証を行なっている。ゲイル博士は低線量では影響は小さいとみている。解説者も同意見である。

第6章では、放射線を最大限に利用している現代医学の解説に進み、利益とリスクの微妙なバランスの上に成り立つこの世界の姿をありのままに述べている。患者と主治医の間で交わされる、診断治療面での利益(たとえばCTスキャンによるがんの診断)と放射線リスク(二〇ミリシーベルトにとどく被ばく)のとらえかたについての会話の機微についても触れている。一般には、この医療被ばくはおおかた受け入れられている。

今や国際的となりFUKUSHIMA(フクシマ)と表記されることが多い福島で被ばくした住民の方々、とりわけお母さん方にとって、我が子の将来にわたる健康影響について判断をすることは切実な問題である。影響はないということを証明することは一般的に困難である。医学にはこのような問題はつきものであり、臨床医は常にその中で葛藤しつつ、最善の判断を行ない、患者の治療に当たる。ゲイル博士もまさにそのような態度を本書でも貫いている。福島の住民および子ども達の放射線リスクは総合的に判断して、大きなものはないだろうとするゲイル博士の見解には解説者も同意見である。すなわち、これまでに明らかにされた被ばく線量の推定値からは、大人のがんや子どもの甲状腺がんの増加は、疫学的にはほとんど検出できないものと予測される。両極端の科学的意見が存在する狭間で、どのような立ち位置で自らの判断を下すかは、現代人がつきつけられる二一世紀の今という時代の特徴でもある。原子力エネルギーの利用を人類は今後どのように判断すべきかも、ゲイル博士は最後に論じている。

ゲイル博士が描く原子力エネルギー利用の将来像は、再生可能エネルギーを含む代替エネルギーとのバランスの取れた併用（米国ではかなりの程度進んでいる）ということになる。いっぽう日本の場合は、地震をはじめ自然災害が飛びぬけて多い国柄であり、原子力産業界と国の規制当局が、米国と比較して相当見劣りする現状を考慮すると、ここ一〇〜二〇年で、老朽化と活断層などで高リスクのものから順次破棄して半減させ、比較的新しく、安全面で進歩した原発のみで構成し、同時にこの期間に再生可能エネルギーの開発を急ぎ、経済と産業を安全域に維持しつつ、目標を達成するべきというのが解説者の私見である。その後、究極的に脱原発政策を採るかどうかは、その目標の達成度と技術面および規制行政の成熟度を国民みずから判断して決定すべきであろう。ゲイル博士が述べている日本の安全保障を原発で担保する考えは、北東アジアの政治情勢しだいであり、原発で多量の高レベル放射性廃棄物（プルトニウム）を生産し続ける場合は、アジア諸国の現にある疑念をいっそう強め、かえって安全保障を損なう面があることも考慮する必要がある。

第7章は爆弾である。核兵器のみならず、原子力発電所さえ危険な爆弾に化する可能性のあること、社会の中に存在する核燃料や放射性物質も、ときに(テロリストが入手した場合)爆弾として害悪をもたらす。二一世紀初頭の今、われわれ人類が直面する放射線が絡む諸問題についてのゲイル博士の哲学がここで披露されている。

最後のまとめの章と一般市民からよく発せられる放射線に関する二二の質問には相当の紙数を割いている。これまで読者が得た各章ごとの相当な量の知識を、ここで一挙に整理できる。放射線が絡むもろもろの疑問について、人間が持つ理性と情動の間で結論を導く術をまとめている。それはすぐれて人間の頭脳の機能としての特性と関係するという鋭い洞察である。瞬時の無意識の処理と同時に感情的な要因で思考が決まるという特徴をわれわれは自覚しなければならないとする。そこから導かれた結論がいったん自分に形成されると、なかなか変えることが難しくなる。ほかの結論は見ようとしなくなる。利益とリスクの狭間では、えてして感情でものの考えが決まってしまう傾向がある。原子力に関しては、業界に対する信頼度もおおきく影響する。理性が最後に結論を導くのか? ゲイル博士は否という。放射線を浴びることはいいことか? 原子力は安全か? 核兵器は破壊すべきか? これらの代表的疑問の答えを情動的に結論づけるのが人間であると彼は言う。当然ながら読者はこれらの問題についてすでにある考えを持っていることをゲイル博士は予想して、この本が批判されることもじゅうぶん承知していると述べている。放射線に絡むアンビバレンツなテーマをいくつかあげつつ人間の思考と判断の特性に注意すべきとする主張は説得力を持つ。だが核兵器の廃絶に関してゲイル博士はいかにも米国人らしく、理想に駆られて早く捨てたほうがきっと馬鹿を見ると考える。これは原爆被爆者としては同意しがたいところである。核廃絶は人類の悲願である。最大の核保有国である米国民にこそ率先して核廃絶の道を拓いてほしいと思う。

223ページ「六〇〇億ドルを超える額」：F. W. Whicker, T. G. Hinton, M. M. MacDonnell, J. E. Pinder III, and L. J. Habegger, "Avoiding Destructive Remediation at DOE Sites," *Science* 303 (March, 12, 2004): 1615-1616.

225ページ「基本的にごみ扱いだった」：U.S. Environmental Protection Agency, National Service Center for Environmental Publications, "Fact Sheet on Ocean Dumping of Radioactive Waste Materials," November 20, 1980.

226ページ「一四ゼタベクレル」：Radiation Information Network, "Radioactivity in Nature," Idaho State University, n.d., http://www.physics.isu.edu/radinf/natural.htm（米国科学アカデミーの情報にもとづく）。海における放射線の大半はカリウム40由来で、その10分の1がルビジウム87から、微量がウラン、炭素14、三重《トリチ》水素《ウム》からである。

226ページ「約四五億トンのウラン」：Will Ferguson, "Record haul of uranium harvested from seawater," *New Scientist*, August 22, 2012, http://www.newscientist.com/article/dn22201-record-haul-of-uranium-harvested-from-seawater.html.

228ページ「四億四〇〇〇万トンを上回る有害廃棄物」：Meena Palaniappan et al., "Cleaning the Waters: A Focus on Water Quality Solutions," report to the United Nations Environment Programme, March 2010, Nairobi, Kenya, www.unwater.org/downloads/Clearing_the_Waters(1).pdf.

第9章　まとめ

232ページ「脳の配線は」：David Ropeik, *The New York Times*, September 28, 2012, http://www.nytimes.com/2012/09/30/opinion/sunday/why-smart-brains-make-dumb-decisions-about-danger.html.

211ページ「通常運転中の原発は」：Mara Hvistendahl, “Coal Ash Is More Radioactive Than Nuclear Waste,” *Scientific American*, December 13, 2007, http://www.scientificamerican.com/article.cfm?id=coal-ash-is-more-radioactive-than-nuclear-waste、およびHans-Joachim Feuerborn, “Coal Ash Utilisation over the World and in Europe” (paper, Workshop on Environmental Health Aspects of Coal Ash Utilization, November 23-24, 2005, Tel- Aviv, Israel), www.scribd.com/doc/90578989/abstract-Feuerborn。

212ページ「グランドセントラル駅」：http://www.pbs.org/wgbh/pages/frontline/shows/reaction/interact/facts.html.

212ページ「二四トンの廃棄物」：Nuclear Energy Institute, “Nuclear Waste: Amounts and On-Site Storage,” http://www.nei.org/resourcesandstats/nuclear_statistics/nuclearwasteamountsandonsitestorage.

213ページ「石炭を燃やすことで」：CBS News, “Coal Ash: 130 Million Tons of Waste,” *60 Minutes*, August 15, 2010, http://www.cbsnews.com/2100-18560_162-5356202.html、およびBrian Merchant, “Nuclear Waste Piling Up Across US: 138 Million Pounds and Counting,” Treehugger, November 17, 2010, http://www.treehugger.com/corporate-responsibility/nuclear-waste-piling-up-across-us-138-million-pounds-and-counting.html。

213ページ「約一億三〇〇〇万トンの灰」：CBS News, *60 Minutes*, August 15, 2010, http://www.cbsnews.com/2100-18560_162-5356202.html.

213ページ「一辺二〇〇フィート」：アメリカの原子力エネルギー協会の推定によると、過去40年分の使用済み燃料集合体は合わせて67500トンにのぼり、これは深さ6.4メートルまで掘ったアメリカンフットボール場を埋め尽くすという。http://www.nei.org/resourcesandstats/nuclear_statistics/nuclearwasteamountsandonsitestorage/.

214ページ「超高温で運転するよう設計された原子炉」：www.eoearth.org/article/Hydrogen_production_from_nuclear_power.

216ページ「核燃料は」：放射性廃棄物のこの議論にかんする助言に対してF・ウォード・ウィッカー博士に感謝する。

194ページ「『即時に廃墟と化す』」：Paul Vitello, obituary for Paul S. Boyer, *The New York Times*, April 2, 2012, http://www.nytimes.com/2012/04/02/us/paul-s-boyer-76-who-wrote-about-a-bomb-and-witches-dies.html.

197ページ「汚い爆弾は想像しづらい」：http://www.cdi.org/terrorism/dirty-bomb.cfm（現存せず）およびhttp://cees.tamiu.edu/covertheborder/TOOLS/NationalPlanningSen.pdf。

197ページ「ゲイルとアレクサンドル・バラノフは」：Robert Peter Gale and Alexander Baranov, "If the Unlikely Becomes Likely: Medical Response to Nuclear Accidents," *Bulletin of the Atomic Scientists* 67, no. 2 (2011): 10-18.

199ページ「ハリケーンや地震などの極端な現象に耐えるよう」：Carl Behrens and Mark Holt, "Nuclear Power Plants: Vulnerability to Terrorist Attack," Congressional Research Service Report to Congress, February 4, 2005, http://www.fas.org/irp/crs/RS21131.pdf.

200ページ「一九八三年も暮れようという頃」：Sandra Blakeslee, "Nuclear Spill at Juarez Looms as One of Worst," *The New York Times*, May 1, 1984.

201ページ「一九九八年」：Nuclear Free Local Authorities, "Radioactive Scrap Metal," n.d., http://www.nuclearpolicy.info/publications/scrapmetal.php、およびInternational Atomic Energy Agency, "IAEA Conference on 'Safety of Radiation of Radiation Sources and Security of Radioactive Materials,'" September 14-18, 1998, Dijon, France, http://www-ns.iaea.org/meetings/rw-summaries/dijon-1998.asp。

201ページ「報告書では、放射性物質がどれほどの頻度で」：International Atomic Energy Agency, "IAEA Conference on 'Safety of Radiation Sources and Security of Radioactive Materials,'" September 14-18, 1998, Dijon, France, http://www-ns.iaea.org/meetings/rw-summaries/dijon-1998.asp.

第8章　原子力発電と放射性廃棄物

204ページ「二〇〇九年の『ランセット』誌に掲載された論文」：Anil Markandya and Paul Wilkinson, "Electricity Generation and Health," *The Lancet*, September 15, 2007, 979-81.

第6章　放射線と医療

170ページ「アラン・コーマック（一九二四〜一九九八）」：アラン・コーマックとゴッドフリー・ハウンズフィールドの生涯については、1998年3月に『ニューヨーク・タイムズ』紙に掲載されたロバート・McG・トマス・ジュニアによるアラン・コーマックの死亡記事、Ian Isherwood, obituary for Sir Godfrey Hounsfield, *Radiology* 234 (March 2005): 975-76、およびNobel Foundation, "The Nobel Prize in Physiology or Medicine 1979: Allan M. Cormack, Godfrey N. Hounsfield," Nobelprize.org., n.d.に詳しい。

171ページ「田舎道を散歩していたとき」：ゴッドフリー・ハウンズフィールドの生涯については、http://www.nobelprize.org/nobel_prizes/medicine/laureates/1979/hounsfield-autobio.htmlも詳しい。

172ページ「『ランセット』誌に掲載された調査」：Mark S. Pearce, Jane A. Salotti, Mark P. Little, et al. "Radiation Exposure from CT Scans in Childhood and Subsequent Risk of Leukaemia and Brain Tumours: A Retrospective Cohort Study," *The Lancet*, August 4, 2012, 499-505.

第7章　爆　弾

190ページ「六万五〇〇〇発の核弾頭」：Brookings Institution, "Research: Defense and Security: Nuclear Weapons," 2012, http://www.brookings.edu/research/topics/nuclear-weapons.アメリカの軍備管理機構によれば、ロシアに1492発とアメリカに1731発ある作戦用弾頭に加えて、ロシアには配備されていないか保管されているものが4000発以上、アメリカには保管されているものが約2700発ある。アメリカはさらに500発の作戦用戦術兵器をもっており、そのうち約200発はヨーロッパに配備されている。軍備管理機構による2012年8月のプレスリリース、"Nuclear Weapons: Who Has What at a Glance," http://www.armscontrol.org/factsheets/Nuclearweaponswhohaswhatを参照。

192ページ「東海村の原子力燃料処理施設で、作業員らが」：S. Chiba, A. Saito, K. Takeuchi, R. P. Gale, et al., case report, "Transplantation for Accidental Acute High-dose Total Body Neutron-and γ-radiation Exposure," *Bone Marrow Transplantation* (2002) 29, 935-939.

137ページ「八〇〇パーセント」：http://www.skincancer.org/skin-cancer-information/skin-cancer-facts.

137ページ「二つの調査」：Ibid., 357.

141ページ「約二八〇万例」：WHO, http://www.who.int/mediacentre/factsheets/fs305/en/index.html.

143ページ「乾癬」：National Library of Medicine, U.S. National Institutes of Health, http://www.ncbi.nlm.nih.gov/pubmedhealth/PMH0001470/.

第5章　遺伝性疾患、出生時障害、照射食品

148ページ「三パーセントほどの子ども」：Physicians Committee for Responsible Medicine, http://www.pcrm.org/search/?cid=2785

159ページ「“世界では”という統計を得るのはなかなか難しい」：照射食品について詳しくは、Marler Clark, “About Foodborne Illness,”n.d., *Foodborne Illness*, http://www.foodborneillness.com/、US Environmental Protection Agency, “Food Irradiation,” *RadTown USA*, August 14, 2012, http://www.epa.gov/radtown/food-irradiation.html、Joe Schwarcz, “Good Old Days,” Office for Science and Societyのブログ, McGill University, November 4, 2011, http://blogs.mcgill.ca/oss/2011/11/04/good-old-days/、およびRadiation Information Network,“Food Irradiation,” n.d., Idaho State University, http://www.physics.isu.edu/radinf/food.htmを参照。

159ページ「二〇億件を上回って」：WHO/FAOによる共同ニュースリリース、2004年10月11日、http://www.who.int/mediacentre/news/releases/2004/pr71/en/。

159ページ「四八〇〇万件」：Centers for Disease Control and Prevention, http://www.cdc.gov/foodborneburden/、およびUnited States Department of Agriculture, Agricultural Research Service, http://www.ars.usda.gov/main/site_main.htm?modecode=53-25-23-00。

www.nytimes.com/2012/09/06/science/far-from-junk-dna-dark-matter-proves-crucial-to-health.html

124ページ「命を奪われた非喫煙者の数」：Miriam Falco, "Secondhand Smoke Kills 600,000 Worldwide Annually," *CNN Health*, November 26, 2010, http://thechart.blogs.cnn.com/2010/11/26/secondhand-smoke-kills-600000-worldwide-annually/.

125ページ「たばこメーカーは」：Vincenzo Zaga, Charilaos Lygidakis, Kamal Chaouchi, and Enrico Gattavecchia, "Polonium and Lung Cancer," *Journal of Oncology* 2011, article ID 860103.喫煙が絡むリスクについては彼らの論文に拠っている。

127ページ「世界中で毎年一〇〇万人以上が」：Frederica P. Perera, "Molecular Clues to Preventing Tobacco- Related Lung Cancer," *Cancer Prevention*, no. 7 (Spring 2006); http://www.nypcancerprevention.com/issue/7/pro/feature/molecular-clues-to-preven.shtml.

129–130ページ「セントルイスの医師ルイーズ・ライス」：Dennis Hevesi, "Dr. Louise Reiss, Who Helped Ban Atomic Testing, Dies at 90," *The New York Times*, January 10, 2011, http://www.nytimes.com/2011/01/10/science/10reiss.html、およびMichael D. Sorkin, "Louise Reiss: Headed Historic Baby Tooth Survey in St. Louis," *St. Louis Post-Dispatch*, January 7, 2011, http://www.stltoday.com/news/local/obituaries/louise-reiss-headed-historic-baby-tooth-survey-in-st-louis/article_bc5094d0-34b1-5c14-b4b0-fd8251cb7990.html。

136ページ「メラノーマは世界で毎年約二〇万例」：World Health Organization, http://www.who.int/mediacentre/factsheets/fs305/en/index.html.

136ページ「陽がさんさんと照る地域で」：David Schottenfeld and Joseph F. Fraumani, Jr., *Cancer Epidemiology and Prevention*, 2nd ed. (New York and Oxford: Oxford University Press, 1996), 356.

136ページ「約六万五〇〇〇人がメラノーマに関連した病で亡くなっている」：世界保健機関による2006年7月25日のプレスリリース、"Health Consequences of Excessive Solar UV Radiation,"、http://www.who.int/mediacentre/news/notes/2006/np16/en/index.html.

UNSCEAR 2008 Report to the General Assembly with Scientific Annexes, vol. 2, sections C, D, and E, New York: 2011, http://www.unscear.org/docs/reports/2008/11-80076_Report_2008_Annex_D.pdf.

100ページ「がんが二万五〇〇〇例増える」：World Health Organization, International Agency for Research on Cancer, "Briefing Document: The Cancer Burden from Chernobyl in Europe," April 2006, www.iarc.fr/en/media-centre/pr/2006/IARCBriefingChernobyl.pdf.

104ページ「約一億七〇〇〇万のアメリカ人」：Ann G. Moore, A. Iulian Apostoaei, Ph.D., Brian A. Thomas. M.S., F. Owen Hoffman, "Thyroid Cancer from Exposure to I- 131 from the Nevada Test Site," Senes Oak Ridge, Inc., October 17, 2006, http://www.senes.com/Thyroid.Doses.Final.Report.pdf、および "Estimated Exposures and Thyroid Doses Received by the American People from Iodine- 131 in Fallout Following Nevada Atmospheric Nuclear Bomb Tests (A report from the National Cancer Institute)" http://www.cancer.gov/i131/fallout/contents.html.

110ページ「リクビダートルが浴びた線量は平均」：United Nations Scientific Committee on the Effects of Atomic Radiation, "The Chernobyl Accident, UNSCEAR's assessment of the radiation effects," http://www.unscear.org/unscear/en/chernobyl.html.

115ページ「ＧＭ‐ＣＳＦは放射線被害者の治療に」：チェルノブイリ被害者の治療について詳しくは、Alexandr Baranov, Robert Peter Gale, et al., "Bone Marrow Transplantation After the Chernobyl Nuclear Accident," *New England Journal of Medicine* (July 27, 1989): 205-12を参照。

119ページ「これはまったくもって"人災"だった」：Hiroko Tabuchi, "Inquiry Declares Fukushima Crisis a Man-Made Disaster," *The New York Times*, July 5, 2012, http://www.nytimes.com/2012/07/06/world/asia/fukushima-nuclear-crisis-a-man-made-disaster-report-says.html?_r=0.

第4章　放射線とがん

121ページ「ところが現在、そこには」：Gina Kolata, "Bits of Mystery DNA, far from 'Junk' play Crucial Role." *The New York Times*, September 5, 2012, http://

Exposure to Low Levels of Ionizing Radiation (BEIR VII) (Washington, D.C.: National Academies Press, 2006)に拠った。

64-65ページ「Albert Einstein, Old Grove Rd」：1939年8月2日付けのアルベルト・アインシュタインからフランクリン・D・ルーズヴェルトへの手紙、President's Secretary's File (Safe Files), Sachs, Alexander Index; The Franklin D. Roosevelt Library and Museum.

68ページ「白血病は原爆被爆者のあいだで」：原爆被爆後の病状の詳細については、Kotaro Ozasa, Yukio Shimizu, Akihiko Suyama, Fumiyoshi Kasagari, Midori Soda, Eric J. Grant, Ritsu Sakata, Hiromi Sugiyama, and Kazunori Kodama, "Studies of the Mortality of Atomic Bomb Survivors, Report 14, 1950-2003: An Overview of Cancer and Noncancer Diseases." *Radiation Research* 177, 239-243 (2012), Radiation Research Societyに拠った。

71ページ「男性の約四五パーセント」：アメリカがん協会のhttp://www.cancer.org/Cancer/CancerBasics/lifetime-probability-of-developing-or-dying-from-cancerを参照。女性の場合の数字は38パーセントだ。

第3章　放射線の現実

87ページ「ウラン２３８の自然な崩壊」：New York State Department of Health, "Info for Consumers: Uranium-238 Decay Chain," March 2000, http://www.health.ny.gov/environmental/radiological/radon/chain.htm.

99ページ「その数一〇〇万とされていた」：Brian Meonch, "Chernobyl Cover-up: Study Shows More Than Million Deaths from Radiation," *Independent Australia*, April 21, 2011, http://www.independentaustralia.net/2011/life/health/chernobyl-cover-up-study-shows-more-than-a-million-deaths-from-radiation/.

99ページ「世界保健機関による二〇〇六年の報告」：World Health Organization, "Health Effects of the Chernobyl Accident: An Overview," April 2006, http://www.who.int/ionizing_radiation/chernobyl/backgrounder/en/index.html.

100ページ「一五人ほどが亡くなっている」：United Nations Scientific Committee on the Effects of Atomic Radiation, "Sources and Effects of Ionizing Radiation,"

第1章　リスクの評価

36ページ「ヒンドゥー教の教典バガヴァッド・ギーターの」：2004年11月22日付けで『ニューヨーク・タイムズ』紙に掲載されたジェレミー・ピアースによるJ・ロバート・オッペンハイマーの死亡記事。

37ページ「原爆開発中の実験室作業」：何につけ自然界で初めてというのは危険なことだ。実は原爆がつくられる前に核分裂は地球上で起こっていた。20億年ほど前のこと、現在のガボンのオクロにある大規模なウラン鉱床で、自然発生的な連鎖反応がおそらくは数十万年にわたって起こっていた。大雨が降ると地下水がたまって中性子の減速材の役割を果たし、水が蒸発すると次の大雨まで連鎖反応が止まった。

50ページ「甲状腺がん（多くは非致死性）の増分が一万一〇〇〇～二七万人」：F. Owen Hoffman, David C. Kocher, and A. Iulian Apostoaei, "Beyond Dose Assessment: Using Risk with Full Disclosure of Uncertainty in Public and Scientific Communication," *Health Physics*, November 2001, vol.101, issue 5, pp. 591-600.

第2章　放射線の発見から今日まで

52ページ「一九世紀の放射線科学の先駆者たち」：http://www.nuclearfiles.org/menu/timeline/は、放射線と核科学の歴史にかんする優れた情報源で、言及した科学者に絡む日付や業績についてはここに拠った。ノーベル賞受賞者については、http://www.nobelprize.orgに業績の詳しい解説があり、彼らの生涯についてはここに拠った。レオ・シラードの引用はnuclearfiles.orgからである。

57ページ「『ラジウムガール』」：Bill Kovarik, "The Radium Girls," http://www.radford.edu/~wkovarik/envhist/radium.html.

63ページ「一五万～二四万人が犠牲になり」：生存した原爆被爆者の詳細については、放射線影響研究所の寿命調査レポート（http://www.rerf.or.jp/library/archives_e/lsstitle.html〔訳注　日本語ページはhttp://www.rerf.or.jp/library/archives/lsstitle.html〕）、Evan B. Douple et al., "Long- term Radiation- Related Health Effects in a Unique Human Population: Lessons Learned from the Atomic Bomb Survivors of Hiroshima and Nagasaki," *Disaster Medicine and Public Health Preparedness* 5, suppl. 1 (March 2011): S122-133、および National Health Council, *Health Levels of*

原　注

はじめに

16ページ「一九八五年、ブラジルのゴイアニアでのこと」：ゴイアニアでの事故について詳しくは、国際原子力機関の*The Radiological Accident in Goiania* (Vienna: IAEA, 1988), http://www-pub.iaea.org/mtcd/publications/pdf/pub815_web.pdfを参照されたい（訳注　日本語の説明にはhttp://www.rist.or.jp/atomica/data/dat_detail.php?Title_No=09-03-02-04などがある）。Wikipediaのhttp://en.wikipedia.org/wiki/Goianiaからも事故にかんする興味深い概要説明にアクセスでき、警備員が映画を見に行ったことなど、ポルトガル語の地元紙から翻訳された内容も盛り込まれている。IAEAの報告書には、放射線汚染にかんして同市で行なわれた徹底した調査のことも記されている。それによると、廃品回収業者の1人の家は解体撤去され、廃材と表土はほかの高汚染区域からの表土といっしょに20キロ離れた郊外の安全な場所に埋められた。合わせて85軒の家屋でかなりの汚染が認められ、41軒で避難が指示された。これらすべての家屋が、高性能フィルター搭載の掃除機による清掃、高圧水による洗浄、薬品を組み合わせて用いて除染されたほか、セシウムダストの存在が認められた45箇所の公共の場も同じようにして除染された。

22ページ「被害者はセシウム１３７を」：被ばく者に施された医療処置について詳しくは、Anna Butturini, Robert Peter Gale, et al., "Use of Recombinant Granulocyte-Macrophage Colony Stimulating Factor in the Brazil Radiation Accident," *The Lancet*, August 27, 1988を参照。

25ページ「どれほど小さいかを感覚的に」：原子の大きさにかんする見事なビデオとして、Jon Bergmannによる2012年4月投稿の*Just How Small Is an Atom?*（アニメーション担当：Cognitive Media）、http://www.ted.com/talks、さらにはhttp://www.ted.com/talks/just_how_small_is_an_atom.htmlをご覧あれ。ブルーベリーとの比較、そして何十億台という自動車を圧縮するたとえの出どころはここである。宇宙の大きさを感覚的につかむには、Cary and Michael Huang, "The Scale of the Universe 2," 2012, http://htwins.net/scale2/にアクセスされたい。

Publications. "Fact Sheet on Ocean Dumping of Radioactive Waste Materials," November 20, 1980.

U.S. Nuclear Regulatory Commission. "Backgrounder on Radioactive Waste," February 24, 2011, http://www.nrc.gov/reading-rm/doc-collections/fact-sheets/radwaste.html.

Whicker, F. W. "Impacts on Plant and Animal Populations." In *Health Impacts of Large Releases of radionuclides. Ciba Foundation Symposium* 203, 74-88. Chichester: John Wiley & Sons, 1997.

Whicker, F. W. "Protection of the Environment from Ionizing Radiation: An International Perspective." In *Second International Symposium on Ionizing Radiation: Environmental Protection Approaches for Nuclear Facilities*, 136-42. Ottawa: Canadian Nuclear Safety Commission, 1999.

Whicker, F. W. "Radioecology: Relevance to Problems of the New Millennium." *Journal of Environmental Radioactivity* 50 (2000): 173-78.

Whicker, F. W., and L. Fraley Jr. "Effects of Ionizing Radiation of Terrestrial Plant Communities." *Advances in Radiation Biology* 4 (1974): 317-66.

Whicker, F. W., T. G. Hinton, et al. "Avoiding Destructive Remediation at DOE Sites." *Science* 303 (March 12, 2004): 1615-16.

National Research Council, Committee on the Biological Effects of Ionizing Radiations, Board on Radiation Effects Research, Commission on Life Sciences. *Health Effects of Exposure to Low Levels of Ionizing Radiation: BEIR V*. Washington, D.C.: National Academies Press, 1990.

National Research Council of the National Academies, Committee to Assess Health Risks from Exposures to Low Levels of Ionizing Radiation, Board on Radiation Effects Research Division on Earth and Life Studies. *Health Risks from Exposure to Low Levels of Ionizing Radiation: BEIR VII*, phase 2. Washington, D.C.: National Academies Press, 2006.

Petryna, Adriana. *Life Exposed: Biological Citizens After Chernobyl*. Princeton, N.J.: Princeton University Press, 2002.

Ramberg, Bennett. *Nuclear Power Plants as Weapons for the Enemy*, Berkeley: University of California Press, 1984.

Scerri, Eric. *The Periodic Table, Its Story and Its Significance*. Oxford: Oxford University Press, 2006.（『周期表――成り立ちと思索』馬淵久夫、冨田功、古川路明、菅野等訳、朝倉書店、2009）

Schottenfeld, David, and Joseph F. Fraumeni Jr., eds. *Cancer Epidemiology and Prevention*, 2nd ed. New York: Oxford University Press, 1996.

Solomon, Fredric, and Robert Q. Marston, eds. *The Medical Implications of Nuclear War*. Washington, D.C.: National Academy Press, 1986.

Ulsh, B. A., T. G. Hinton, J. D. Congdon, L. C. Dugan, F. W. Whicker, and J. S. Bedford. “Environmental Biodosimetry: A Biologically Relevant Tool for Ecological Risk Assessment and Biomonitoring.” *Journal of Environmental Radioactivity* 66 (2003): 121-29.

Ulsh, B. A., M. C. Mühlmann, F. W. Whicker, T. G. Hinton, J. D. Congdon, and J. S. Bedford. “Chromosome Translocations in Turtles: A Biomarker in a Sentinel Animal for Ecological Dosimetry.” *Radiation Research* 153 (2000): 752-59.

U.S. Environmental Protection Agency, National Service Center for Environmental

主要参考文献

Adami, Hans- Olov, David Hunter, and Dimitrios Trichopoulos, eds. *Textbook of Cancer Epidemiology*. Oxford: Oxford University Press, 2002.

Chin, John L. and Allan Ota. "Disposal of Dredged Materials and Other Waste on the Continental Shelf and Slope." In Herman A. Karl, John L. Chin, Edward Ueber, Peter H. Stauffer, and James W. Hendley II, eds., *Beyond the Golden Gate: Oceanography, Geology, Biology, and Environmental Issues in the Gulf of Farallones*. Circular 1198. Menlo Park, Calif.: U.S. Geological Survey and U.S. Department of the Interior, 2006. http://pubs.usgs.gov/circ/c1198/chapters/193-206_Disposal.pdf.

Fraley, L., Jr., and F. W. Whicker. "Response of Shortgrass Plains Vegetation to Gamma Radiation-II. Short-Term Seasonal Irradiation." *Radiation Botany* 13, no. 6 (December 1973): 343-52.

Fraley L., and F. W. Whicker. "Response of a Native Shortgrass Plant Stand to Ionizing Radiation." In D. J. Nelson, ed., *Radionuclides in Ecosystems: Proceedings of the Third National Symposium on Radioecology* 999-1006. Washington, D.C.: U.S. Atomic Energy Commission, 1971.

Institute of Medicine, Committee on Thyroid Screening Related to I- 131 Exposure, Board on Health Care Services. *Exposure of the American People to Iodine-131 from Nevada Nuclear Bomb Tests*. Washington, D.C.: National Academies Press, 1999.

International Atomic Energy Agency. "Effects of Ionizing Radiation on Plants at Levels Implied by Current Radiation Protection Standards." Technical Report Series 332. 1992, Vienna.

International Atomic Energy Agency. *Environmental Impact of Radioactive Releases: Proceedings of an International Symposium on Environmental Impact of Radiation Releases*. Vienna, 1995.

訳者略歴
松井 信彦（まつい・のぶひこ）
翻訳家。1962年生まれ。慶應義塾大学大学院理工学研究科電気工学専攻前期博士課程（修士課程）修了。訳書にキーン『スプーンと元素周期表』（早川書房刊）、グリーン『元素のひみつ』（小学館の図鑑たんけん! NEO）、共訳書にオールダシー＝ウィリアムズ『元素をめぐる美と驚き』、ベロス『素晴らしき数学世界』、スタイン『不可能、不確定、不完全』、スピーロ『ポアンカレ予想』（以上、早川書房刊）など。

放射線《ほうしゃせん》と冷静《れいせい》に向《む》き合《あ》いたいみなさんへ
世界的権威の特別講義

2013年8月10日　初版印刷
2013年8月15日　初版発行

＊

著　者　ロバート・ピーター・ゲイル
　　　　エリック・ラックス
監修者　朝長《ともなが》万《ま》左《さ》男《お》
訳　者　松《まつ》井《い》信《のぶ》彦《ひこ》
発行者　早　川　　浩

＊

印刷所　三松堂株式会社
製本所　大口製本印刷株式会社

＊

発行所　株式会社　早川書房
東京都千代田区神田多町2－2
電話　03-3252-3111（大代表）
振替　00160-3-47799
http://www.hayakawa-online.co.jp
定価はカバーに表示してあります
ISBN978-4-15-209393-6　C0047
Printed and bound in Japan
乱丁・落丁本は小社制作部宛お送り下さい。
送料小社負担にてお取りかえいたします。

ハヤカワ・ノンフィクション

人類が消えた世界

THE WORLD WITHOUT US

アラン・ワイズマン
鬼澤 忍訳
46判上製

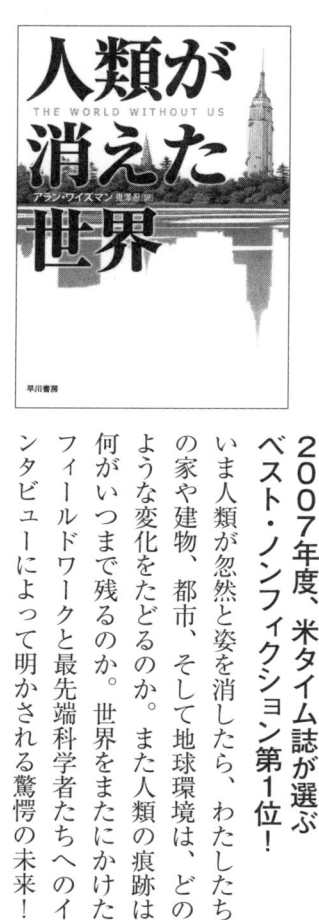

**2007年度、米タイム誌が選ぶ
ベスト・ノンフィクション第1位！**

いま人類が忽然と姿を消したら、わたしたちの家や建物、都市、そして地球環境は、どのような変化をたどるのか。また人類の痕跡は何がいつまで残るのか。世界をまたにかけたフィールドワークと最先端科学者たちへのインタビューによって明かされる驚愕の未来！

ハヤカワ・ポピュラー・サイエンス

そして世界に不確定性がもたらされた

――ハイゼンベルクの物理学革命

デイヴィッド・リンドリー

UNCERTAINTY

阪本芳久訳

46判上製

科学には限界があり、未来は混沌しかない？

一九二七年、ハイゼンベルクが発表した「不確定性原理」は、それまでの科学を土台から揺さぶった。現代物理の礎となった概念をめぐり、若きドイツ人物理学者がアインシュタインやボーアら著名な科学者たちが繰り広げた人間ドラマを描いた傑作ノンフィクション

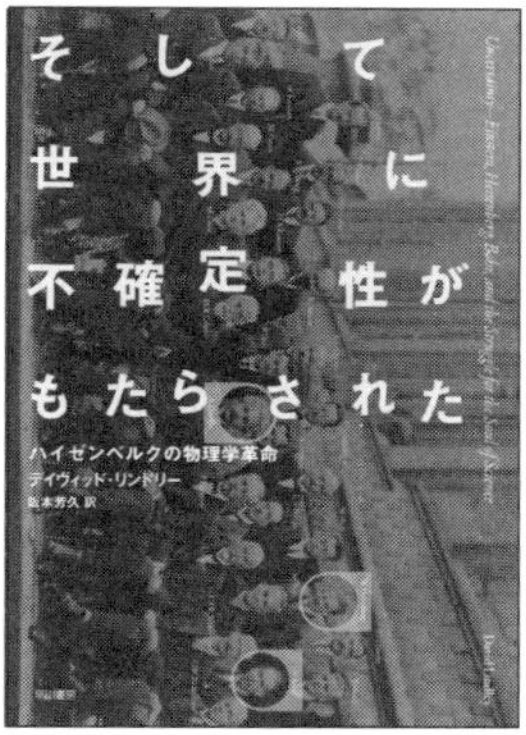